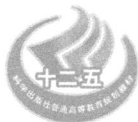

普通高等教育"十二五"规划教材

全国普通高等教育基础医学类系列配套教材

供基础、临床、预防、口腔、护理等医学类专业使用

生理学学习指导

主 编 苗维纳 杜 联

科 学 出 版 社

北 京

内 容 简 介

　　为了提高教学质量，帮助中医药学院学生掌握生理学的基本概念、基本理论、基本生理过程，我们编写了本书。全书内容包括四个部分，第一部分是各章练习题及参考答案，主要帮助学生掌握学习重点；第二部分是生理学模拟试卷，主要帮助学生熟悉适应生理学考试的特点；第三部分是生理学课堂作业，可用于平时成绩评分的依据；第四部分是综合测试试卷，可用于期中和期末课堂考核用。

　　本书适用于中医药院校所有专业学生使用，以巩固提高生理学学习效果及备考等。

图书在版编目（CIP）数据

生理学学习指导/苗维纳，杜联主编. —北京：科学出版社，2015.1

普通高等教育"十二五"规划教材

ISBN 978-7-03-042725-0

Ⅰ.①生… Ⅱ.①苗… ②杜… Ⅲ.①人体生理学–高等学校–教学参考资料 Ⅳ.①R33

中国版本图书馆 CIP 数据核字（2014）第 288780 号

责任编辑：刘　畅 / 责任校对：郑金红
责任印制：赵　博 / 封面设计：迷底书装

科学出版社 出版
北京东黄城根北街 16 号
邮政编码：100717
http://www.sciencep.com
北京天宇星印刷厂印刷
科学出版社发行　各地新华书店经销

*

2015 年 1 月第　一　版　　开本：787×1092 1/16
2025 年 3 月第四次印刷　　印张：15 1/4
字数：361 000

定价：69.80 元

（如有印装质量问题，我社负责调换）

前　言

　　生理学于 2012 年被评为我校的重点课程，而重点课程的重点内容之一就是教材建设。目前我校生理学的教学情况是专业多，班次多，各专业的教学学时差异很大（30～90 学时），教材的种类、版本多，学生的基础差异也很大，有文科生和理科生，给教学带来很大的困难，因此，为了提高教学质量，帮助学生掌握生理学的基本概念、基本理论、基本生理过程，辅助学生学习生理学，生理学教研室针对我校学生的特点及专业特点，编写了这本《生理学学习指导》。

　　本书内容包括四个部分。第一部分各章练习题及参考答案，第二部分生理学模拟试卷，第三部分生理学课堂作业，第四部分综合测试试卷。第一部分各章练习题及参考答案，主要是为帮助学生掌握重点；第二部分生理学模拟试卷，是让学生熟悉、适应生理学考试的特点；另外，为适应我校教学考试改革的要求，特增加了生理学课堂作业与综合测试试卷，生理学课堂作业可作为平时成绩评分的依据，综合测试试卷可用于期中和期末课堂考核用。

主　编

2014 年 12 月

目 录

前言

第三部分　生理学课堂作业

第四部分　综合测试试卷

第一部分 各章练习题及参考答案

第一章 绪 论

一、单项选择题

1. 人体生理学主要研究（　　）
   - A. 人体与环境间相互作用规律
   - B. 人体内化学反应规律
   - C. 人体内物理运动规律
   - D. 人体正常功能活动规律
2. 机体对环境变化作用反应的基础是（　　）
   - A. 能量供应
   - B. 运动器官
   - C. 兴奋性
   - D. 神经系统
3. 兴奋性是指机体的下列何种能力（　　）
   - A. 对刺激产生反应
   - B. 做功
   - C. 动作灵敏
   - D. 能量代谢率增高
4. 可兴奋细胞包括（　　）
   - A. 神经细胞、肌细胞
   - B. 神经细胞、骨细胞、腺细胞
   - C. 神经细胞、腺细胞
   - D. 神经细胞、肌细胞、腺细胞
5. 可兴奋细胞兴奋时的共同特征为（　　）
   - A. 反射活动
   - B. 动作电位
   - C. 神经传导
   - D. 机械收缩
6. 测量蛙坐骨神经干动作电位属于哪一水平的研究（　　）
   - A. 细胞水平
   - B. 分子水平
   - C. 整体水平
   - D. 器官水平
7. 下列哪项属于细胞、分子水平的研究（　　）
   - A. 突触传递的原理
   - B. 缺氧时肺通气的变化
   - C. 肾糖阈测定
   - D. 肺顺应性测定
8. 急性离体实验方法的优点主要是（　　）
   - A. 能反映正常机体内的情况
   - B. 实验方法简便
   - C. 适宜于考察器官间协同
   - D. 排除其他因素的影响
9. 机体的内环境是指（　　）
   - A. 体液
   - B. 细胞内液
   - C. 细胞外液
   - D. 尿液

10. 最能反映内环境状况的体液部分是（　　　）
    A. 细胞内液
    B. 淋巴液
    C. 脑脊液
    D. 血浆

11. 内环境是指（　　　）
    A. 机体的生活环境
    B. 细胞生活的液体环境
    C. 细胞内液
    D. 胃肠道内

12. 内环境最重要的特征是（　　　）
    A. 理化性质保持相对稳定
    B. 各参数绝对静止
    C. 各参数大幅波动
    D. 与外环境同步变化

13. 机体内环境的稳态是指（　　　）
    A. 细胞内液理化性质保持不变
    B. 细胞外液理化性质保持不变
    C. 细胞内液化学成分相对稳定
    D. 细胞外液化学成分相对稳定

14. 内环境稳态的意义在于（　　　）
    A. 为细胞提供适宜的生存环境
    B. 保证足够的能量储备
    C. 使营养物质不致过度消耗
    D. 与环境变化保持一致

15. 电刺激坐骨神经腓肠肌标本引起收缩的现象属于（　　　）
    A. 反射
    B. 反馈
    C. 反应
    D. 兴奋性

16. 人体各种生理功能可随环境因素的变化而发生相适应的改变，称为（　　　）
    A. 反射
    B. 新陈代谢
    C. 调节
    D. 自动控制

17. 神经调节的基本方式是（　　　）
    A. 反应
    B. 反馈
    C. 反射
    D. 兴奋

18. 感受细胞能将刺激转变为（　　　）
    A. 化学信号
    B. 机械信号
    C. 物理信号
    D. 电信号

19. 下列哪项不属于反射弧的基本环节（　　　）
    A. 突触
    B. 感受器
    C. 效应器
    D. 中枢

20. 关于反射，下述哪项是错误的（　　　）
    A. 机体在神经中枢参与下发生的反应
    B. 可分为条件反射和非条件反射两种
    C. 机体通过反射，对外界环境变化作出适应性反应
    D. 没有大脑，就不能发生反射

21. 躯体运动神经属于（　　　）
    A. 传入神经
    B. 副交感神经
    C. 传出神经
    D. 交感神经

22. 条件反射建立在下列哪项基础上（　　）
　　　A. 固定的反射弧　　　　　　　　B. 刺激
　　　C. 非条件反射　　　　　　　　　D. 无关信号

23. 条件反射的特点是（　　）
　　　A. 数量一定　　　　　　　　　　B. 种属固有
　　　C. 可塑性大　　　　　　　　　　D. 永久存在

24. 条件反射的特征是（　　）
　　　A. 种族遗传　　　　　　　　　　B. 先天获得
　　　C. 数量较少　　　　　　　　　　D. 个体在后天生活中形成

25. 条件反射区别于非条件反射的关键是（　　）
　　　A. 刺激的种类不同　　　　　　　B. 刺激的量不同
　　　C. 没有反射弧　　　　　　　　　D. 有大脑皮层参与

26. 在人体功能调节中，处于主导地位的是（　　）
　　　A. 全身性体液调节　　　　　　　B. 自身调节
　　　C. 神经调节　　　　　　　　　　D. 局部性体液调节

27. 关于体液调节，下述哪项是错误的（　　）
　　　A. 体液调节不受神经系统的控制
　　　B. 通过化学物质来实现
　　　C. 激素所作用的细胞称为激素的靶细胞
　　　D. 体液调节不一定都是全身性的

28. 体液调节的特点是（　　）
　　　A. 迅速　　　　　　　　　　　　B. 准确
　　　C. 持久　　　　　　　　　　　　D. 短暂

29. 机体处于寒冷环境时，甲状腺素分泌增多是由于（　　）
　　　A. 神经调节　　　　　　　　　　B. 体液调节
　　　C. 神经-体液调节　　　　　　　　D. 自身调节

30. 脑血管口径随动脉血压变化而产生适应性改变以保持颅内血量的恒定，属于
（　　）
　　　A. 自身调节　　　　　　　　　　B. 神经调节
　　　C. 体液调节　　　　　　　　　　D. 正反馈

31. 心血管系统是自主神经系统的（　　）
　　　A. 控制系统　　　　　　　　　　B. 受控系统
　　　C. 控制信息　　　　　　　　　　D. 反馈信息

32. 迷走神经传出纤维的冲动可被看作（　　）
　　　A. 控制系统　　　　　　　　　　B. 受控系统
　　　C. 控制信息　　　　　　　　　　D. 反馈信息

33. 人体体温保持恒定，需要（　　）
　　　A. 自身调节　　　　　　　　　　B. 负反馈
　　　C. 正反馈　　　　　　　　　　　D. 条件反射

34. 维持某种生理功能状态稳定有赖于（　　）
    A. 负反馈　　　　　　　　　　B. 自身调节
    C. 条件反射　　　　　　　　　　D. 正反馈

35. 正反馈调节的意义在于（　　）
    A. 改善受控部分接受控制信息的反应状态
    B. 保持功能活动的稳态
    C. 使控制部分受到抑制
    D. 使功能活动按固有程序迅速达到特定水平

36. 正反馈调节的作用是使（　　）
    A. 人体血压稳定
    B. 人体体液理化特性相对稳定
    C. 人体活动按某一固定程序进行，到某一特定目标
    D. 体内激素水平不致过高

37. 下列生理过程中，属于负反馈调节的是（　　）
    A. 排尿反射　　　　　　　　　　B. 排便反射
    C. 降压反射　　　　　　　　　　D. 分娩

38. 排尿反射是（　　）
    A. 自身调节　　　　　　　　　　B. 负反馈调节
    C. 体液调节　　　　　　　　　　D. 正反馈调节

39. 维持机体稳态的重要调节过程是（　　）
    A. 神经调节　　　　　　　　　　B. 体液调节
    C. 自身调节　　　　　　　　　　D. 负反馈调节

40. 人体血糖保持恒定，需要（　　）
    A. 正反馈　　　　　　　　　　　B. 负反馈
    C. 自身调节　　　　　　　　　　D. 条件反射

41. 轻触眼球角膜引起眨眼的调节属于（　　）
    A. 自身调节　　　　　　　　　　B. 反馈调节
    C. 神经调节　　　　　　　　　　D. 神经-体液调节

42. 机体内环境相对稳定因素不包括（　　）
    A. 身高、体重　　　　　　　　　B. 酸碱度
    C. 渗透压　　　　　　　　　　　D. 体温

43. 作用于机体或组织的环境变化称（　　）
    A. 反应　　　　　　　　　　　　B. 刺激
    C. 兴奋性　　　　　　　　　　　D. 兴奋

44. 生理学研究的是机体的（　　）
    A. 形状结构　　　　　　　　　　B. 遗传变异
    C. 生命活动规律　　　　　　　　D. 生老病死

45. 下列哪种说法不正确（　　）
    A. 生理学研究机体生命活动规律　　B. 体液是人体液体的总称

C. 兴奋是组织反应的一种形式   D. 生长发育、生殖都是生命的基本特征

46. 下列哪项说法是正确的（　　　）

     A. 自身调节是人体功能调节形式   B. 体液调节是最重要的调节方式

     C. 神经调节起主导作用   D. 条件反射的反射弧是固定的

47. 细胞内液与组织液通常具有相同的（　　　）

     A. Na^+浓度   B. K^+浓度

     C. 总渗透压   D. 钙浓度

48. 人体自控系统主要工作特点是（　　　）

     A. 反射   B. 反馈

     C. 适应   D. 反应

49. 机体活动调节最主要的方式是（　　　）

     A. 体液调节   B. 神经调节

     C. 神经-体液调节   D. 自身调节

50. 反射活动出现的情况有（　　　）

     A. 大脑皮质被破坏   B. 传出神经损伤

     C. 效应器功能障碍   D. 感受器被麻醉

51. 电刺激肌细胞发生收缩属于（　　　）

     A. 兴奋性   B. 兴奋反应

     C. 抑制反应   D. 新陈代谢

52. 当气温升高时，人体出汗的生理现象属于（　　　）

     A. 条件反射   B. 非条件反射

     C. 自身调节   D. 体液调节

53. 在一定血压范围内肾血流量保持相对稳定主要靠（　　　）

     A. 自身调节   B. 体液调节

     C. 神经调节   D. 多种调节

54. 破坏动物中枢神经系统后，下列哪种情况消失（　　　）

     A. 兴奋   B. 抑制

     C. 反射   D. 反应

二、填空题

1. 生命活动的基本特征为_____、_____、_____、_____。

2. 生理学研究的方法有_____、_____。

3. 动物实验分为_____、_____。

4. 生理学研究的三个水平是_____、_____、_____。

5. 反馈调节的方式有_____、_____。

6. 体液分为_____、_____。

7. 内环境包括_____、_____、_____、_____等。

8. 机体能自由和独立生存的首要条件是_____。

9. 在维持内环境稳态中起重要作用的系统是_____、_____、_____。

10. 参与调节内环境稳态的调节系统有_____、_____、_____。调节的方式是_____。

11. 观察马拉松赛跑时心脏活动和呼吸的变化属于_____水平研究。

12. 体液调节是通过_____完成的。

13. 激素或代谢产物对器官功能进行调节，这种方式称_____。

14. 在中枢神经系统参与下，机体对刺激作出有规律的反应称_____。

15. 体内在进行功能调节时，使控制部分发放信息加强，称为_____。

16. 可兴奋细胞有_____、_____、_____，共同标志是_____。

17. 体液调节的特点有_____、_____、_____。

18. 在整体水平，正常机体内存在的正反馈生理功能有_____、_____、_____。

19. 试举三例负反馈调节的生理活动：_____、_____、_____。

三、名词解释题

1. 兴奋性　2. 体液　3. 内环境　4. 稳态　5. 刺激　6. 反应　7. 自身调节

8. 兴奋　9. 抑制　10. 负反馈　11. 正反馈　12. 可兴奋细胞　13. 反射　14. 前馈

四、简答题

1. 简述什么是生理学，生理学研究的对象和任务是什么。

2. 简述人体生理学从哪些水平进行人体功能的研究，试说明各水平研究的内容和意义。

3. 简述在器官水平的生理学研究中所用的动物实验方法，比较各种方法的优点和缺点。

4. 简述在人体功能活动的调节中，神经调节是如何进行的，有何特点。

5. 简述体液调节主要调节人体的哪些生理功能，举例说明体液调节的过程。

6. 简述神经调节与体液调节的区别。

7. 简述内环境、外环境的区别。

8. 简述反馈及其生理意义。

五、论述题

1. 论述生理学的发展史。

2. 论述机体是如何维持内环境的稳态的，维持内环境的稳态有何生理意义。

3. 论述体液在生命活动中的生理意义。

4. 论述兴奋性与兴奋的区别与联系。

参考答案

一、单项选择题

1. D　2. C　3. A　4. D　5. B　6. A　7. A　8. D　9. C　10. D　11. B　12. A　13. D

14. A　15. C　16. C　17. C　18. D　19. A　20. D　21. C　22. C　23. C　24. D　25. D

26. C　27. A　28. C　29. C　30. A　31. A　32. C　33. B　34. A　35. D　36. C　37. C

38. D　39. D　40. B　41. C　42. A　43. B　44. C　45. D　46. A　47. C　48. B　49. B

50. A 51. B 52. B 53. A 54. C

二、填空题

1. 新陈代谢、兴奋性、适应性、生殖
2. 人体观察法、动物实验
3. 急性动物实验、慢性动物实验
4. 整体水平、器官系统水平、细胞分子水平
5. 正反馈、负反馈
6. 细胞外液、细胞内液
7. 血浆、组织液、淋巴液、脑脊液
8. 内环境的相对稳定
9. 呼吸系统、消化系统、泌尿系统
10. 神经调节系统、体液调节系统、自身调节系统、负反馈
11. 器官
12. 体液途径（血液、组织液等）
13. 体液调节
14. 反射
15. 正反馈
16. 神经细胞、肌细胞、腺细胞、动作电位
17. 缓慢、持久、广泛
18. 排尿反射、排便反射、分娩活动
19. 血压调节、血糖调节、体温调节

三、名词解释题

1. 兴奋性 机体、活的器官组织对内外环境变化产生反应的能力。在细胞水平，指细胞受刺激发生反应（兴奋与抑制）的能力（广义），可兴奋细胞受刺激后产生动作电位的能力（狭义）。
2. 体液 机体内的液体，分为细胞内液和细胞外液。
3. 内环境 细胞生存的环境，即细胞外液。
4. 稳态 内环境的理化性质保持相对稳定，即在一狭窄的范围内波动。
5. 刺激 能够引起机体产生反应的内外环境变化。
6. 反应 由刺激引起机体内部代谢过程及外部活动发生的相应改变。
7. 自身调节 指不依赖神经、体液调节和免疫调节，机体组织、细胞自身对内环境、外环境的改变所发生的一种适应性的反应。
8. 兴奋 在整体、器官水平，指由相对静止变为活动状态，或由活动弱变为活动较强的过程，在细胞水平，指细胞产生动作电位的过程。
9. 抑制 在整体、器官水平，指由活动状态变为相对静止，或由活动强变为活动较弱的过程，在细胞水平，指细胞产生超级化电位的过程。

10. 负反馈　指受控部分发出的反馈信息通过反馈联系到达控制部分后，使控制部分的活动向与其原来活动相反的方向变化。即控制信息与反馈信息调节的方向不相同。

11. 正反馈　指受控部分发出的反馈信息通过反馈联系到达控制部分后，促进或上调了控制部分的活动。即控制信息与反馈信息调节的方向相同。

12. 可兴奋细胞　受刺激后能产生动作电位的细胞，包括神经细胞、肌细胞、腺细胞。

13. 反射　在中枢神经系统参与下，机体对刺激作出有规律的反应。

14. 前馈　反馈控制中的特殊类型，指在控制部分接受反馈信息调节之前，先受到前馈信息的刺激，使受控部分的功能在前馈信息作用下先发生适应性变化，然后再在反馈信息的作用下，使受控部分的功能更加精准的一种反馈。

四、简答题

1. 简述什么是生理学，生理学研究的对象和任务是什么。

答：（1）生理学是研究生物体正常生命的各种功能活动及其内在机制的一门科学。（2）生理学研究的对象是生物体，即一切有生命特征的物体，包括细菌、植物、动物（包括人体，以人体为研究对象的称人体生理学或医学生理学，在医学领域里简称生理学，它又进一步按研究的器官不同分为心脏生理学、肾脏生理学、神经生理学等，故将生理学又称为普通生理学或一般生理学）。（3）生理学研究的任务主要阐明机体所表现出的各种正常的生命活动现象、活动规律及其产生机制，以及体内、体外环境变化对这些功能性活动的影响和机体所进行的相应的调节，并揭示各种生理功能在整体生命活动中的意义。

2. 简述人体生理学从哪些水平进行人体功能的研究，试说明各水平研究的内容和意义。

答：人体生理学从细胞和分子水平、器官和系统水平、整体分子水平进行人体功能的研究。①细胞和分子水平：以细胞或生物大分子作为研究对象，研究细胞内亚微结构的功能变化，以及生物大分子理化特性的变化，从而揭示生命活动的本质。属于微观水平的研究。②器官和系统水平：以某个器官或系统作为研究对象，探讨其活动规律和原理，以及它们在整体活动中的地位与作用。这一水平的研究揭示了人体各种器官和各个系统的功能活动规律及原理，为药理学、病理生理学乃至临床医学的发展奠定了理论基础。③整体水平：以完整机体为研究对象，研究机体内各器官、系统之间功能活动的内在联系，以及内外环境因素变化对整体功能活动的影响。人体生理学研究是在整体协调统一下，更复杂、更高级的功能活动，属于宏观水平的研究。

3. 简述在器官水平的生理学研究中所用的动物实验方法，比较各种方法的优点和缺点。

答：生理学动物实验分为急性动物实验、慢性动物实验。

（1）急性动物实验。优点：实验条件易于控制，观察直接，影响因素少，结果易分析，周期短。缺点：在麻醉状态下进行实验，因此生命活动的现象与清醒状态有很大不同，不能反映正常的生命活动现象。（2）慢性动物实验。优点：清醒状态下，动物健康完整，与外界环境保持比较自然的关系，各种功能接近常态，结果更接近于整体自然状态，实验动物可反复使用。缺点：方法复杂，周期长，影响因素多，实验结果不容易分析。

4. 简述在人体功能活动的调节中，神经调节是如何进行的，有何特点。

答：在人体功能活动的调节中，神经调节是通过反射活动来进行的。实现反射活动的结构基础是反射弧，包括感受器、传入神经、反射中枢、传出神经、效应器。反射活动的产生首先是感受器受刺激，并再感受到的各种适宜刺激转变为电信号，再将信息编码，然后沿传入神经以神经冲动的方式传至反射中枢，反射中枢接受信息后，进行信息综合、分析，并产生新的信息，所产生的新的信息，由反射中枢发出沿传出神经传导至效应器，由效应器产生相应的功能变化。这一过程具有快速、短暂、准确的特点。

5. 简述体液调节主要调节人体的哪些生理功能，举例说明体液调节的过程。

答：体液调节主要是通过体液因素（激素、代谢产物），以体液途径（血液循环、淋巴循环、组织液等），对支配的器官系统产生调节作用。体液调节主要调节人体新陈代谢、生长发育、生殖生理功能。血糖的稳定就是体液调节的典型例子，当血糖升高时，体内胰岛分泌胰岛素增多，进入血液循环后，促进细胞利用血糖，从而使血糖降低恢复正常。

6. 简述神经调节与体液调节的区别。

答：（1）神经调节是指中枢神经系统通过神经纤维对支配的器官系统产生的调节方式。其基本方式是反射，在机体的调节中占主导地位，具有快速、短暂、准确的特点。（2）体液调节是指体液因素（激素、代谢产物），通过体液途径（血液循环、淋巴循环、组织液等），对支配的器官系统产生的调节作用。主要调节人体新陈代谢、生长发育、生殖生理功能。具有缓慢、持久、广泛的特点。

7. 简述内环境、外环境的区别。

答：（1）内环境：指组织、细胞直接接触的液体环境。这个液体环境就是细胞外液。因此，生理学中将细胞外液称为机体的内环境。特点：理化性质保持相对稳定。（2）外环境：指机体生存的外部环境。包括自然环境、社会环境。特点：变化较大。

8. 简述反馈及其生理意义。

答：受控部分通过反馈信息调控控制部分的功能活动的过程，称反馈。分为负反馈和正反馈。负反馈：指受控部分发出的反馈信息通过反馈联系到达控制部分后，使控制部分的活动向与其原来活动相反的方向变化。即控制信息与反馈信息调节的方向不相同。其生理意义是维持机体内环境和生理功能的稳态。正反馈：指受控部分发出的反馈信息通过反馈联系到达控制部分后，促进或上调了控制部分的活动。即控制信息与反馈信息调节的方向相同。其生理意义是使某一种生理功能不断加强，直至完成。

五、论述题

1. 论述生理学的发展史。

答：生理学在生命科学中占有很重要的位置,于 19 世纪末设立的诺贝尔奖就设有"生理学或医学奖"。生理学的发展经历了三个阶段：①启蒙阶段（17～18 世纪）：生理学开创于 17 世纪，以英国医生威廉·哈维 1628 年发表有关血液循环的《心与血运动》一书开始，提出血液由左心室射出，经动脉流向全身组织，然后汇集于静脉回到右心房，再经肺循环进入左心房；但动静脉之间是如何连接的，还不清楚，直到哈维逝世后 4 年，1661 年意大利解剖学家马尔比基利用显微镜发现了毛细血管，完善了血液循环理论；此后，法国哲学家和科学家笛卡儿 17 世纪提出反射的概念，直到 19 世纪发现了脊髓前根负责运动，后根负责感觉而得到证实，18世纪，意大利生理学家伽伐尼用青蛙腿做试验时发现电流可引起肌肉收缩，为电刺激在生理学的应用开创了先河。②快速发展期（19～20世纪）：19世纪生理学进入全盛时期，获得多项诺贝尔生理学或医学奖，首先是法国生理学家伯尔纳提出内环境的概念，并指出内环境的相对稳定是机体能自由和独立生存的首要条件；1847年，德国生理学家路得维希发明了记纹鼓，能将血压、呼吸、肌肉收缩的活动记录下来，为生理学的研究提供了重要的仪器设备，同时代的德国生理学家海登海因设计制备了海登海因小胃，后经俄国生理学家巴甫洛夫改进成为著名的巴甫洛夫小胃，用于胃液分泌的研究；1904年，俄国生理学家巴甫洛夫在研究消化液分泌的基础上，提出了著名的条件反射和信号学说率先获得诺贝尔奖；1929年，美国生理学家坎农提出稳态概念，完善了法国生理学家伯尔纳的内环境理论。③当代生理学：对生理功能的研究深入到细胞分子水平，进入"后基因时代"，并且提出了"系统生物学"的概念，要求用计算生物学的方法对从分子、细胞、器官和整体各个水平研究所取得的大量数据进行分析和整合，从而使人们能够从整体上认识分子、细胞、器官和整体之间的相互作用，以及完整机体中复杂的生理活动过程，在此基础上，还可以进一步预测生物体的功能和行为。

2. 论述机体是如何维持内环境的稳态的，维持内环境的稳态有何生理意义。

答：内环境的稳态是指细胞外液的理化性质保持相对稳定，它的维持几乎需要机体内所有的器官和系统的生理活动的协调和配合，但发挥重要作用的器官系统是呼吸系统、消化系统和泌尿系统。呼吸系统从外界摄取氧气，补充内环境中氧气的消耗，同时呼出机体新陈代谢产生的二氧化碳，维持内环境中二氧化碳在较低的水平；内环境中的营养物质主要依靠消化系统分解食物，吸收其中营养物质来维持，泌尿系统将细胞排入内环境中的代谢产物，如尿素、多余的水、无机盐等排泄出体外，从而维持内环境的稳态。内环境是细胞生存的环境，内环境的稳态是细胞、器官进行正常活动的必要条件，而细胞、器官的正常活动是正常生命活动的基础，因此，维持内环境稳态的生理意义就是保证机体正常生命的前提。

3. 论述体液在生命活动中的生理意义。

答：体液是指机体内的液体，分为细胞内液和细胞外液。细胞内液是生命活动最基本的特征——新陈代谢的场所，所有生命活动的过程都在其中进行和完成；而细胞外液则是细胞生存的环境，为细胞的生存提供所必需的营养物质，并接纳细胞代谢的产物，维持细胞的正常生活，因此，体液在生命活动中有很重要的生理意义。

4. 论述兴奋性与兴奋的区别与联系。

答：（1）兴奋性是指机体、活的器官组织对内外环境变化产生反应的能力。在细胞水平，指细胞受刺激发生反应（兴奋与抑制）的能力（广义），可兴奋细胞受刺激后产生动作电位的能力（狭义）。是机体产生反应的内在固有的、天生的本能性特性。（2）兴奋，在整体、器官水平是指由相对静止变为活动状态，或由活动弱变为活动较强的过程，在细胞水平，指细胞产生动作电位的过程。是一种具体、可见的功能活动形式。二者的联系：兴奋性是产生兴奋的内在基础，兴奋是兴奋性的具体外在的表现形式，没有兴奋性也就没有兴奋的产生。兴奋性消失了，兴奋也就消失了。

（苗维纳）

第二章　细胞的基本功能

一、单项选择题

1. 物质在特殊细胞膜蛋白帮助下顺电化学梯度通过细胞膜的过程属于（　　　）
   A. 单纯扩散　　　　　　　　　　B. 易化扩散
   C. 主动转运　　　　　　　　　　D. 胞吐

2. 在一般生理情况下，钠泵每活动一个周期可使（　　　）
   A. 2 个 Na^+ 移出膜外
   B. 2 个 K^+ 移入膜内
   C. 3 个 Na^+ 移出膜外，同时 2 个 K^+ 移入膜内
   D. 2 个 Na^+ 移出膜外，同时 3 个 K^+ 移入膜内

3. 关于易化扩散的叙述，错误的是（　　　）
   A. 以载体为中介的易化扩散，如葡萄糖通过细胞膜进入细胞内的过程
   B. 以通道为中介的易化扩散，如 K^+、Na^+ 由膜的高浓度一侧向低浓度一侧的扩散
   C. 作为载体的膜蛋白与被转运物质之间有高度的结构特异性
   D. 通道蛋白对被转运的物质没有特异性

4. 细胞内外正常的 Na^+ 和 K^+ 浓度差的形成和维持是由于（　　　）
   A. 膜在安静时对 K^+ 通透性大　　B. 膜在兴奋时对 Na^+ 的通透性增大
   C. 膜上 ATP 的作用　　　　　　　D. 膜上钠泵的作用

5. 白细胞吞噬细菌属于（　　　）
   A. 主动转运　　　　　　　　　　B. 易化扩散
   C. 被动转运　　　　　　　　　　D. 胞吞作用

6. 主动转运、单纯扩散和易化扩散的共同点是（　　　）
   A. 物质均是以分子或离子的形式转运　B. 物质均是以结合形式通过细胞膜
   C. 均为耗能过程　　　　　　　　　D. 均为不耗能过程

7. 神经纤维静息电位的叙述，错误的是（　　　）
   A. 安静时，膜内外的电位差　　　B. 其大小接近钾离子平衡电位
   C. 在不同细胞其大小可以不同　　D. 其大小接近钠离子平衡电位

8. 葡萄糖通过小肠黏膜吸收属于（　　　）
   A. 单纯扩散　　　　　　　　　　B. 载体易化扩散
   C. 通道易化扩散　　　　　　　　D. 继发性主动转运

9. Na^+通过离子通道的跨膜转运过程属于（　　）
    A. 单纯扩散　　　　　　　　　　B. 易化扩散
    C. 主动转运　　　　　　　　　　D. 胞吐作用

10. 大多数细胞产生和维持静息电位的主要原因是（　　）
    A. 细胞内高 K^+ 浓度和安静时膜主要对 K^+ 有通透性
    B. 细胞内高 K^+ 浓度和安静时膜主要对 Na^+ 有通透性
    C. 细胞外高 K^+ 浓度和安静时膜主要对 K^+ 有通透性
    D. 细胞内高 Na^+ 浓度和安静时膜主要对 Na^+ 有通透性

11. 细胞膜在静息情况时，对下列哪种离子通透性最大（　　）
    A. K^+　　　　　　　　　　　　B. Na^+
    C. Ca^{2+}　　　　　　　　　　　D. Cl^-

12. 静息电位大小接近于（　　）
    A. Na^+平衡电位　　　　　　　　B. K^+平稳衡电位
    C. Na^+平衡电位与K^+平衡电位之和　　D. 锋电位与超射之差

13. 在神经细胞动作电位的去极相，通透性最大的离子是（　　）
    A. K^+　　　　　　　　　　　　B. Na^+
    C. Ca^{2+}　　　　　　　　　　　D. Cl^-

14. 细胞受刺激而兴奋时，膜内外电位差减少称为（　　）
    A. 极化　　　　　　　　　　　　B. 去极化
    C. 复极化　　　　　　　　　　　D. 超射

15. 安静时膜电位处于内负外正的状态，称为（　　）
    A. 极化　　　　　　　　　　　　B. 去极化
    C. 复极化　　　　　　　　　　　D. 超极化

16. 以下关于细胞膜离子通道的叙述，正确的是（　　）
    A. 在静息状态下，Na^+、K^+通道处于关闭状态
    B. 细胞接受刺激开始去极化时，就有 Na^+ 通道大量开放
    C. 在去极化达阈电位时，Na^+通道大量开放
    D. Na^+通道关闭，出现动作电位的复极相

17. 动作电位的特点之一是（　　）
    A. 阈下刺激，出现低幅度的动作电位
    B. 阈上刺激，出现较低刺激幅度更大的动作电位
    C. 动作电位的传导随传导距离的增加而变小
    D. 各种可兴奋细胞动作电位的幅度和持续时间可以各不相同

18. 刺激引起兴奋的基本条件是使膜电位达到（　　）
    A. 局部电位　　　　　　　　　　B. 阈电位
    C. 锋电位　　　　　　　　　　　D. 后电位

19. 判断组织兴奋性高低最常用的简便指标是（　　）
    A. 阈电位　　　　　　　　　　　B. 时值
    C. 阈强度　　　　　　　　　　　D. 基强度

20. 大多数可兴奋细胞接受刺激发生反应的共有表现是产生（　　）
    A. 神经冲动　　　　　　　　　　B. 收缩
    C. 分泌　　　　　　　　　　　　D. 动作电位

21. 电紧张性扩布的特点是（　　）
    A. 跳跃传导　　　　　　　　　　B. 通过局部电流传递
    C. 随扩布距离的增加而迅速减弱　D. 不随扩布距离的增加而衰减

22. 关于有髓神经纤维跳跃传导的叙述，错误的是（　　）
    A. 以相邻郎飞结间形成局部电流进行传导
    B. 传导速度比无髓纤维快得多
    C. 离子跨膜移动总数多，耗能多
    D. 不衰减扩布

23. 静息电位的数值（绝对值）变大称为（　　）
    A. 极化　　　　　　　　　　　　B. 去极化
    C. 复极化　　　　　　　　　　　D. 超极化

24. 在刺激作用时间无限长的情况下，引起细胞产生动作电位的最小刺激强度是（　　）
    A. 阈强度　　　　　　　　　　　B. 基强度
    C. 时值　　　　　　　　　　　　D. 阈刺激

25. 引起动作电位的刺激必须是（　　）
    A. 物理刺激　　　　　　　　　　B. 化学刺激
    C. 电刺激　　　　　　　　　　　D. 阈刺激或阈上刺激

26. 动作电位在同一细胞膜上的传导，错误的是（　　）
    A. 局部电流　　　　　　　　　　B. 双向传导
    C. 衰减性传导　　　　　　　　　D. 传导速度与神经纤维直径有关

27. 骨骼肌和神经细胞在一次兴奋后，兴奋性为零的是（　　）
    A. 绝对不应期　　　　　　　　　B. 相对不应期
    C. 超常期　　　　　　　　　　　D. 低常期

28. 动作电位沿神经纤维传导抵达神经-骨骼肌接头部位时，轴突末梢释放 ACh，使终板膜产生（　　）
    A. 终板电位　　　　　　　　　　B. 动作电位
    C. 超级化突触后电位　　　　　　D. 阈电位

29. Na^+由细胞外液进入细胞的通道是（　　）
    A. 电压门控通道　　　　　　　　B. 化学门控通道
    C. 电压门控通道或化学门控通道　D. 载体蛋白

30. 神经细胞动作电位上升支的形成是由于（　　）
    A. K^+外流　　　　　　　　　　B. K^+内流
    C. Na^+外流　　　　　　　　　　D. Na^+内流

31. 机体对刺激发生反应的能力或特性称为（　　）
    A. 稳态　　　　　　　　　　　　B. 兴奋性
    C. 兴奋　　　　　　　　　　　　D. 反应

32. 有关兴奋在同一细胞膜上的传导的叙述哪项是错误的（   ）

    A. 是由局部电流引起的逐步兴奋过程

    B. 可兴奋细胞兴奋传导机制基本相同

    C. 有髓神经纤维传导方式为跳跃式

    D. 呈电紧张性扩布

33. 神经纤维的阈电位是引起（   ）

    A. 正反馈 Na^+ 内流的临界膜电位   B. Na^+ 通道开始关闭的临界膜电位

    C. K^+ 通道开始关闭的临界膜电位   D. 正反馈 K^+ 外流的临界膜电位

34. 神经、肌肉、腺体受阈刺激产生反应的共同表现是（   ）

    A. 收缩   B. 分泌

    C. 局部电位   D. 动作电位

35. 决定细胞在单位时间内能够产生兴奋的最多次数是（   ）

    A. 绝对不应期   B. 相对不应期

    C. 超常期   D. 恢复期

36. 组织的兴奋性与以下哪个指标呈反比（   ）

    A. 静息电位水平   B. 阈电位

    C. 阈强度   D. 动作电位幅度

37. 兴奋-收缩耦联的关键因素是肌质中何种离子的浓度升高（   ）

    A. K^+ B. Na^+

    C. Ca^{2+} D. Mg^{2+}

38. 细胞膜被动转运物质时，能量来自何处（   ）

    A. 浓度差或电位差   B. ATP

    C. 不消耗能量   D. 要消耗能量

39. 有关静息电位的叙述，哪项是错误的（   ）

    A. 由 K^+ 外流所致，相当于 K^+ 的平衡电位

    B. 膜内电位为负，膜外电位为正

    C. 各种细胞的静息电位数值是不相同的

    D. 是指细胞安静时，膜外的电位

40. 在对枪乌贼巨大轴突进行实验时，改变标本浸浴液中的哪一项因素不会对静息电位的大小产生影响（   ）

    A. Na^+ 浓度   B. K^+ 浓度

    C. 温度   D. pH

41. 兴奋性是指可兴奋细胞对刺激产生什么的能力（   ）

    A. 反应   B. 反射

    C. 兴奋   D. 抑制

42. 神经-骨骼肌接头处的兴奋传递物质是（   ）

    A. 5-羟色胺   B. 乙酰胆碱

    C. 去甲肾上腺素   D. 肾上腺素

43. 细胞膜上不衰减形式传播的电活动是（　　）
    A. 动作电位　　　　　　　　　　B. 静息电位
    C. 终板电位　　　　　　　　　　D. 感受器电位

44. 关于 Na^+-K^+ 泵的叙述错误的是（　　）
    A. Na^+-K^+ 泵的活动与温度有关
    B. Na^+-K^+ 泵在缺氧时活性降低
    C. Na^+-K^+ 泵循环一次可将 2 个 Na^+ 泵出胞外，3 个 K^+ 泵入胞内
    D. Na^+-K^+ 泵的作用是维持细胞内、外离子的不均衡分布

45. O_2 和 CO_2 进出细胞膜通过（　　）
    A. 单纯扩散　　　　　　　　　　B. 主动转运
    C. 易化扩散　　　　　　　　　　D. 继发性主动转运

46. 神经-骨骼肌接头处的化学递质是（　　）
    A. 5-羟色胺　　　　　　　　　　B. 去甲肾上腺素
    C. 乙酰胆碱　　　　　　　　　　D. 毒蕈碱

47. 细胞兴奋性降低时（　　）
    A. 阈值增大　　　　　　　　　　B. 阈电位与静息电位距离减小
    C. 阈值减小　　　　　　　　　　D. 阈电位减小

48. 在肌细胞收缩时能与肌钙蛋白结合的离子是（　　）
    A. Na^+　　　　　　　　　　　B. K^+
    C. Cl^-　　　　　　　　　　　D. Ca^{2+}

49. 有关局部兴奋的特征中哪项是错误的（　　）
    A. 电位大小随刺激强度而改变　　B. 可总和
    C. 无不应期　　　　　　　　　　D. 有全或无现象

50. 在神经-骨骼肌接头中消除乙酰胆碱的酶是（　　）
    A. ATP 酶　　　　　　　　　　　B. 胆碱酯酶
    C. 腺苷酸环化酶　　　　　　　　D. 磷酸二酯酶

51. 引起神经细胞兴奋的阈电位是指细胞膜（　　）
    A. 对 Ca^{2+} 通透性突然增大时的临界膜电位值
    B. 对 K^+ 通透性突然减小时的临界膜电位值
    C. 对 K^+ 通透性突然增大时的临界膜电位值
    D. 对 Na^+ 通透性突然增大时的临界膜电位值

52. 记录神经纤维动作电位时，加入选择性离子通道阻断剂河豚毒，会出现什么结果（　　）
    A. 静息电位变小　　　　　　　　B. 静息电位变大
    C. 去极相不出现　　　　　　　　D. 超射不出现

53. 膜内外 Na^+ 和 K^+ 浓度梯度的维持是由于（　　）
    A. 细胞膜在安静时对 K^+ 通透性大　B. 细胞膜在兴奋时对 Na^+ 通透性大
    C. Na^+ 和 K^+ 易化扩散的结果　D. 依赖细胞膜上 Na^+-K^+ 泵的活动

54. 肌细胞中的三联管结构指的是（　　）
    A. 每个横管及其两侧的肌小节
    B. 每个纵管及其两侧的横管
    C. 每个横管及其两侧的终末池
    D. 横管、纵管和肌质网
55. 骨骼肌中横管的作用是（　　）
    A. Ca^{2+}的储存库
    B. 将兴奋传向肌细胞深部
    C. Ca^{2+}进出骨骼肌的通道
    D. 营养物质进出肌细胞的通道
56. 肌肉的初长度取决于（　　）
    A. 前负荷
    B. 后负荷
    C. 前负荷与后负荷之和
    D. 前负荷与后负荷之差
57. 在强直收缩中，肌肉的动作电位（　　）
    A. 不发生叠加
    B. 发生叠加
    C. 幅值变大
    D. 幅值变小
58. 下列属于骨骼肌兴奋-收缩耦联的过程是（　　）
    A. 动作电位通过纵管传向肌细胞深部　B. 肌质网释放 Ca^{2+} 到肌质内
    C. 终池中的 Ca^{2+} 逆浓度差进入细胞质内　D. 横管释放 Ca^{2+} 到肌细胞细胞质
59. 下述哪项不属于载体易化扩散的特点（　　）
    A. 高度特异性
    B. 饱和性
    C. 有门控机制
    D. 竞争抑制性
60. 在前负荷不变的条件下，后负荷在何时肌肉收缩的初速度达最大值（　　）
    A. 为零
    B. 过小
    C. 过大
    D. 无限大

二、填空题

1. 主动转运是在细胞膜上的_____的帮助下，通过_____的过程，将物质从_____或_____的转运过程。
2. 物质跨细胞膜被动转运的主要方式有_____和_____。
3. 载体易化扩散具有三个特点，即_____、_____和_____。
4. 一些无机盐离子在细胞膜上_____的帮助下，顺电化学梯度进行跨膜转运。
5. 单纯扩散时，随浓度差增加，扩散速度_____。
6. 能通过单纯扩散方式进行转运的物质大部分是可溶于_____的小分子物质。
7. 影响离子通过细胞膜进行被动转运的因素有_____、_____和_____。
8. 协同转运的特点是伴随_____的转运而转运其他物质，两者共用同一个_____。
9. 易化扩散必须依靠一个中间物即_____的帮助，它与主动转运的不同在于它只能_____浓度梯度扩散。
10. 蛋白质、脂肪等大分子物质进出细胞的转运方式有_____和_____。
11. O_2 和 CO_2 通过红细胞膜的方式是_____；神经末梢释放递质的过程属于_____。
12. 正常状态下细胞内 K^+ 浓度_____细胞外，细胞外 Na^+ 浓度_____细胞内。

13. 当细胞受刺激时，_____减小，产生_____，达到某一个临界值时就产生动作电位。这一能引起细胞产生动作电位的临界值称为阈电位，它是导致_____通道开放的关键因素。

14. 同一细胞动作电位传导是通过兴奋部位与未兴奋部位之间产生_____而实现的。

15. 可兴奋细胞安静时细胞膜对_____的通透性较大，此时细胞膜上相关的_____处于开放状态。

16. 单一细胞上动作电位的特点表现为_____和_____。

17. 衡量组织兴奋性常用的指标是阈值，阈值越高则表示兴奋性_____。

18. 细胞膜上的钠离子通道蛋白具有三种功能状态，即_____、_____和_____。

19. 在一定范围内，肌肉收缩产生的张力与初长度呈_____，肌肉在某一初长度进行收缩时产生最大张力，此时的初长度为_____，此时的负荷为_____。

20. 在骨骼肌纤维中，相邻两条 Z 线之间的一段肌原纤维称_____，它是肌细胞收缩和舒张的_____结构和功能单位。

21. 当骨骼肌细胞收缩时，暗带长度_____，明带长度_____，H 带_____。

22. 肌肉每接受一个单一刺激，都会迅速地收缩一次，称为_____，包括_____、_____和_____。

23. 骨骼肌的肌管系统包括_____和_____，其中_____具有摄取、储存、释放钙离子的作用。

24. 肌肉受到连续刺激时，出现强而持久的收缩，称为_____，分为_____和_____。

三、名词解释题

1. 主动转运　2. 易化扩散　3. 静息电位　4. 动作电位　5. 阈强度（阈值）　6. 阈电位
7. 去极化　8. 绝对不应期　9. "全或无"定律　10. 兴奋-收缩耦联　11. 前负荷

四、简答题

1. 比较单纯扩散和易化扩散的异同点。
2. 简述细胞膜的跨膜物质转运形式有几种，举例说明。
3. 简述 Na^+-K^+ 泵活动的生理意义。
4. 简述刺激引起可兴奋的细胞兴奋必须具备哪些条件。
5. 何谓动作电位"全或无"现象？
6. 简述阈电位定义，以及与动作电位的关系。
7. 简述衡量组织兴奋性的指标有哪些。
8. 简述局部兴奋有何特点和意义。

五、论述题

1. 试述生物电产生的机制，以及 Na^+-K^+ 泵在生物电产生中所起的作用。
2. 试述神经细胞静息电位和动作电位产生的离子机制。

3. 试述神经-骨骼肌接头处兴奋传递的过程及其机制。

4. 试述影响骨骼肌收缩的主要因素有哪些。

参考答案

一、单项选择题

1. B 2. C 3. D 4. D 5. D 6. A 7. D 8. D 9. B 10. A 11. A 12. B 13. B

14. B 15. A 16. C 17. D 18. B 19. C 20. D 21. C 22. C 23. D 24. B 25. D

26. C 27. A 28. A 29. C 30. D 31. B 32. D 33. A 34. D 35. A 36. C 37. C

38. A 39. D 40. A 41. C 42. B 43. A 44. C 45. A 46. C 47. A 48. D

49. D 50. B 51. D 52. C 53. D 54. C 55. B 56. A 57. A 58. B 59. C 60. A

二、填空题

1. 泵蛋白、耗能（ATP）、逆浓度差、逆电位差

2. 单纯扩散、易化扩散

3. 结构特异性、饱和现象、竞争性抑制

4. 通道蛋白

5. 增大

6. 脂肪

7. 膜的通透性、膜两侧浓度差、膜两侧电位差

8. Na^+、载体（转运体）

9. 蛋白质（载体或通道蛋白）、顺

10. 胞吞、胞吐

11. 单纯扩散、胞吐

12. 高于、高于

13. 膜电位、去极化、Na^+

14. 局部电流

15. K^+、K^+通道蛋白

16. 全或无、不减衰传导

17. 越低

18. 激活状态、失活状态、备用（静息）状态

19. 正变、最适初长度、最适前负荷

20. 肌小节（肌节）、最小（基本功能）

21. 不变、缩短、缩短

22. 单收缩、潜伏期、收缩期、舒张期

23. 横管系统、纵管系统（内质网）、纵管系统（内质网）

24. 强直收缩、不完全性强直收缩、完全性强直收缩

三、名词解释题

1. 主动转运　物质逆浓度差或电位差，消耗能量（ATP）通过细胞膜进出细胞的过程，介导这一过程的细胞膜蛋白称为泵蛋白（离子泵）。

2. 易化扩散　水溶性小分子物质在膜结构中"特殊蛋白质"的帮助下，由膜的高浓度一侧向低浓度一侧转运的方式，包括"载体"介导的易化扩散和"通道"介导的易化扩散。

3. 静息电位　指细胞在安静状态下存在于细胞膜两侧的电位差。

4. 动作电位　在静息电位的基础上，给细胞一个有效的刺激，细胞膜电位会发生一次迅速的、短暂的、可向远端传播的电位波动。

5. 阈强度（阈值）　固定刺激的作用时间和强度-时间变化率于某一适当值，引起组织或细胞兴奋的最小刺激强度。

6. 阈电位　能触发细胞兴奋产生动作电位的临界膜电位（能触发细胞膜上大量 Na^+ 通道开放的临界膜电位）。

7. 去极化　细胞膜内外电位差减小的状态。

8. 绝对不应期　在细胞受刺激兴奋发生的当时及兴奋后最初的一段时间，无论施加多强的刺激也不能使细胞再次兴奋，即兴奋性降低到零的时期。

9. "全或无"定律　当给予细胞阈下刺激时，动作电位不会出现，刺激强度达到阈值及以上时就可引发动作电位，且动作电位的大小和形状不随刺激强度改变而变化。

10. 兴奋-收缩耦联　将肌细胞膜兴奋的电变化过程与肌丝的滑行过程联系起来的中间过程。

11. 前负荷　肌肉收缩之前所承受的负荷。

四、简答题

1. 比较单纯扩散和易化扩散的异同点。

答：单纯扩散和异化扩散的共同点是均为被动扩散，其扩散通量均取决于各物质在膜两侧的浓度差、电位差和膜的通透性。两者不同之处在于：①通过单纯扩散扩散的物质具有脂溶性，无须借助于特殊蛋白质的帮助进行跨膜转运；而通过易化扩散扩散的物质不具有脂溶性，必须借助膜中载体或通道蛋白的帮助方可完成跨膜转运。②单纯扩散的净扩散率几乎和膜两侧物质的浓度差成正比；而载体易化扩散仅在浓度低的情况下成正比，在浓度高时则出现饱和现象。③单纯扩散通量较为恒定，而易化扩散受膜外环境因素改变的影响而不恒定。

2. 简述细胞膜的跨膜物质转运形式有几种，举例说明。

答：细胞膜的跨膜物质转运形式有 5 种：①单纯扩散，如 O_2、CO_2、NH_3 等脂溶性物质的跨膜转运；②易化扩散，又分为两种类型，包括以载体为中介的易化扩散，如葡萄糖由血液进入红细胞，以及以通道为中介的易化扩散，如 K^+、Na^+、Ca^{2+} 顺浓度梯度跨膜转运；③主动转运（原发性），如 K^+、Na^+、Ca^{2+} 逆浓度梯度或电位梯度的跨膜转运；④继发性主动转运，如小肠黏膜和肾小管上皮细胞吸收和重吸收葡萄糖时跨管腔膜的主动转运；⑤胞吐与胞吞式物质转运，如白细胞吞噬细菌、异物的过程为胞吞作用，腺细胞的分泌、神经递质的释放则为胞吐作用。

3. 简述 Na^+-K^+泵活动的生理意义。

答：Na^+-K^+泵活动的生理意义是：①Na^+-K^+泵活动造成细胞内高 K^+，是细胞内许多生化反应所必需的；②Na^+-K^+泵不断将多余的 Na^+运出胞外，有利于维持细胞内正常渗透压和细胞的正常容积，防止细胞水肿；③Na^+-K^+泵活动可建立细胞内外 Na^+与 K^+的浓度差，形成 Na^+与 K^+的势能储备，为细胞的生物电活动及非电解质物质的继发性主动转运提供能量来源。

4. 简述刺激引起可兴奋的细胞兴奋必须具备哪些条件？

答：刺激必须达到三个有效量，即一定的刺激强度、足够的作用持续时间及适当的强度-时间变化率。

5. 何谓动作电位"全或无"现象？

答："全或无"现象是单一可兴奋细胞产生动作电位的一种特征。即在阈下刺激时该可兴奋细胞不产生扩布性动作电位，仅产生局部电紧张电位，而一旦刺激的强度达到阈值之后，动作电位的幅度不再随刺激强度的增大而增大，即产生最大的动作电位，且动作电位沿细胞膜扩布时，其大小不随传导距离的增加而衰减的现象称动作电位"全或无"现象。

6. 简述阈电位定义，以及与动作电位的关系。

答：能触发细胞兴奋产生动作电位的临界膜电位或能触发细胞膜上大量 Na^+通道开放的临界膜电位称为阈电位。阈电位是引起动作电位的内在的必要条件，任何刺激使膜内电位达不到阈电位时，都不能产生动作电位，只有当刺激强度或多个阈下刺激产生的局部电位总和达到阈电位时，才能引发动作电位，因此，阈电位是局部电位与动作电位的分界线。

7. 简述衡量组织兴奋性的指标有哪些。

答：衡量组织兴奋性高低的指标有阈强度、阈时间、基强度、利用时、强度-时间曲线、时值等。其中阈时间、基强度、利用时不常用；强度-时间曲线和时值可以较好地反映组织兴奋性的高低，但测定方法较为复杂，因而也不常用；而最简便、最常用的指标是阈强度，可近似反映组织兴奋性的高低。

8. 简述局部兴奋有何特点和意义？

答：与动作电位相比，局部兴奋有如下特点：①非"全或无"性，在阈下刺激范围内，去极化波幅随刺激强度的加强而增大；②不能在细胞膜上作远距离传播，只能呈电紧张性扩布，即随传播的距离而波幅减小甚至于消失；③电位可以叠加，表现为时间性总和或空间性总和，总和使膜内电位达到阈电位水平时，即可引起动作电位，可见，局部兴奋是动作电位产生的必需过渡阶段，这一特点在神经元胞体和树突的功能活动中和在突触或接头处信息传递中具有重要意义。

五、论述题

1. 试述生物电产生的机制，以及 Na^+-K^+泵在生物电产生中所起的作用。

答：生物电产生的机制目前是以"离子流学说"来解释，认为生物电产生是带电离子通过细胞膜流动而产生膜内外电位差的结果。引起细胞膜两侧带电离子流动的因素有：①细胞内、外离子的不均衡分布；②细胞膜对离子的通透性有选择性。而 Na^+-K^+泵的活动就是引起细胞内、外离子不均衡分布的主要原因，因 Na^+-K^+ 泵循环一次可将 2 个 Na^+ 泵出细胞外，3 个 K^+ 泵入细胞内，另外，Na^+-K^+ 泵还可逆浓度差主动将 Na^+ 与 K^+ 从低浓度一侧转运到高浓度一侧，这样就使得细胞外 Na^+ 浓度明显高于细胞内，细胞内 K^+ 浓度明显高于细胞外，形成细胞内、外离子的不均衡分布，故 Na^+-K^+ 泵在细胞生物电产生的过程中起重要作用。

2. 试述神经细胞静息电位和动作电位产生的离子机制。

答：（1）神经细胞静息电位产生的离子机制主要是由 K^+ 跨膜扩散形成。细胞在静息状态下，由于细胞内外 K^+ 浓度差和细胞膜内对 K^+ 有较高的通透性，因此 K^+ 顺着浓度差向细胞外流动，当 K^+ 向膜外扩散时，膜内主要带负电的蛋白质却因膜对蛋白质不通透而不能透出细胞膜，于是 K^+ 向膜外扩散将使膜内电位变负而膜外变正；但 K^+ 向膜外扩散并不能无限制地进行，因为先扩散到膜外的 K^+ 所产生的外正内负的电场力，将阻碍 K^+ 继续向膜外扩散，且随着 K^+ 外流的增加，这种阻力不断增加，最终达到膜两侧电位差稳定于某一数值不变，故称为 K^+ 的电化学平衡电位。（2）神经细胞动作电位产生的离子机制主要有 Na^+ 内流与 K^+ 外流两种。神经细胞在静息状态下 Na^+ 通道是处于关闭状态，当其受刺激后，细胞膜上的 Na^+ 少量开放引起局部去极化，当局部去极化达到阈电位水平时，大量 Na^+ 通道开放，大量 Na^+ 顺浓度差快速内流，形成动作电位的上升支，很快 Na^+ 通道关闭，细胞膜上仅剩 K^+ 是处于开放状态，K^+ 顺浓度差快速外流形成动作电位的下降支。

3. 试述神经-骨骼肌接头处兴奋传递的过程及其机制。

答：当运动神经兴奋时，动作电位沿神经纤维传导到轴突末梢，使接头前膜的 Ca^{2+} 通道开放，Ca^{2+} 顺浓度差由细胞外进入轴突内，轴突内 Ca^{2+} 浓度的增高可促进大量囊泡向接头前膜靠近，囊泡膜与接头前膜发生融合而破裂，囊泡内中的 ACh 通过胞吐作用，以量子式的方式释放入接头间隙，进而 ACh 扩散至终板膜，与骨骼肌细胞膜（也称终板膜）上特异性受体（N_2 受体）结合，使膜上 Na^+ 通道开放，引起 Na^+ 内流，使终板膜去极化，由于这一去极化电位出现在终板膜上，因此称为终板电位，终板电位是一种局部电位，它的大小与接头前膜释放的 ACh 的量成正比，也可总和，当其总和达到阈电位时可激活电压门控 Na^+ 通道而爆发动作电位。

4. 试述影响骨骼肌收缩的主要因素有哪些。

答：骨骼肌收缩主要受以下三种因素影响：①前负荷，前负荷决定肌肉的初长度，在一定范围内，肌肉收缩产生的主动张力随前负荷增大而增加，达最适前负荷时，其收缩效果最佳；②后负荷，在前负荷固定的条件下，随着后负荷的增加，肌肉长度增加，出现肌肉缩短的时间推迟，缩短速度减慢，缩短距离减小。后负荷增大到一定值，肌肉出现等长收缩；③肌肉收缩能力，肌肉收缩能力的改变可显著影响肌肉收缩效果，而收缩能力又受兴奋收缩耦联过程中各个环境的影响。

（李白雪　杜　联）

第三章 血 液

一、单项选择题

1. 血液中除去血细胞的液体部分是（　　）
   A. 体液
   B. 细胞内液
   C. 细胞外液
   D. 血浆

2. 血细胞比容是指血细胞（　　）
   A. 在血液中所占的质量分数
   B. 在血液中所占的体积分数
   C. 与血浆容积的百分比
   D. 与白细胞容积的百分比

3. 下列哪种缓冲对决定着血浆的 pH（　　）
   A. $KHCO_3/H_2CO_3$
   B. Na_2HPO_4/NaH_2PO_4
   C. $NaHCO_3/H_2CO_3$
   D. 血红蛋白钾盐/血红蛋白

4. 构成血浆渗透压的主要成分是（　　）
   A. 白蛋白
   B. 球蛋白
   C. 晶体物质
   D. 血红蛋白

5. 构成血浆晶体渗透压的主要成分是（　　）
   A. 氯化钾
   B. 氯化钠
   C. 碳酸氢钾
   D. 钙离子

6. 血浆胶体渗透压主要由下列哪项形成（　　）
   A. 球蛋白
   B. 白蛋白
   C. 氯化钠
   D. 纤维蛋白原

7. 使血浆胶体渗透压降低的主要因素是（　　）
   A. 血浆白蛋白减少
   B. 血浆血蛋白增多
   C. 血浆球蛋白增多
   D. 血浆球蛋白减少

8. 维持红细胞正常形态和调节细胞内外水平衡的因素是（　　）
   A. 血浆胶体渗透压
   B. 组织液胶体渗透压
   C. 血浆晶体渗透压
   D. 组织液静水压

9. 影响毛细血管内外水分移动的主要因素是（　　）
   A. 中心静脉压
   B. 细胞外晶体渗透压
   C. 血浆和组织间的胶体渗透压
   D. 脉压

10. 机体细胞内与组织液通常具有相同的（　　）
    A. Na^+ 浓度
    B. 总渗透压

C. 胶体渗透压　　　　　　　　　D. Cl⁻浓度

11. 0.9%NaCl 溶液与血浆相同的是（　　　）

A. 胶体渗透压　　　　　　　　　B. K⁺浓度

C. Na⁺浓度　　　　　　　　　　D. 总渗透压

12. 正常人的血浆渗透压约为 300mmol/L,静脉注入 0.9%NaCl 溶液,血浆渗透压（　　　）

A. 不变　　　　　　　　　　　　B. 升高

C. 下降　　　　　　　　　　　　D. 红细胞皱缩

13. 下列正常值正确的是（　　　）

A. 血红蛋白男性为 120～160g/L

B. 红细胞数女性为（3.5～4.5）×10¹²/L

C. 白细胞总数成人为（4.0～10.0）×10³/L

D. 血小板计数成人为（100～300）×10¹²/L

14. 衰老红细胞在体内破坏的主要方式（　　　）

A. 血管内溶血　　　　　　　　　B. 被巨噬细胞吞噬

C. 渗出到毛细血管外　　　　　　D. 被中性粒细胞吞噬

15. 红细胞悬浮稳定性降低的主要原因是（　　　）

A. 红细胞比容增大　　　　　　　B. 血浆白蛋白含量增多

C. 红细胞比容减小　　　　　　　D. 血浆球蛋白含量增多

16. 红细胞沉降率加快的主要原因是（　　　）

A. 血浆球蛋白含量增多　　　　　B. 血浆纤维蛋白原减少

C. 血浆白蛋白含量增多　　　　　D. 血细胞比容改变

17. 把正常人的红细胞放入血沉增快人的血浆中去,血沉会出现下述哪种情况（　　　）

A. 不变　　　　　　　　　　　　B. 减慢

C. 增快　　　　　　　　　　　　D. 先不变,后增快

18. 如将血沉增快人的红细胞放入血沉正常人的血浆中去,血沉会出现下述哪种情况（　　　）

A. 不变　　　　　　　　　　　　B. 减慢

C. 加快　　　　　　　　　　　　D. 先不变,后加快

19. 维生素 B₁₂ 和叶酸缺乏引起的贫血是（　　　）

A. 再生障碍性贫血　　　　　　　B. 缺铁性贫血

C. 巨幼红细胞性贫血　　　　　　D. β-型地中海贫血

20. 造成再生障碍性贫血的原因是（　　　）

A. 骨髓造血机能丧失　　　　　　B. 内因子缺乏

C. 缺铁　　　　　　　　　　　　D. 缺少叶酸

21. 巨幼红细胞贫血是由于（　　　）

A. 缺少铁　　　　　　　　　　　B. 缺少促红细胞生成素

C. 缺少铁和蛋白质　　　　　　　D. 缺少维生素 B₁₂ 和叶酸

22. 慢性少量失血引起的贫血是（　　　）

A. 再生障碍性贫血　　　　　　　B. 缺铁性贫血

  C. 巨幼红细胞性贫血   D. β-型地中海贫血

23. 肾性贫血是（   ）
  A. 缺乏铁质   B. 缺乏维生素 B_{12}
  C. 缺乏叶酸   D. 促红细胞生成素减少

24. 红细胞发生叠连后，红细胞（   ）
  A. 表面积和体积的比值增大   B. 变形能力增大
  C. 渗透脆性增大   D. 血沉增大

25. 各种血细胞均起源于骨髓中的（   ）
  A. 髓系多潜能干细胞   B. 原始多潜能干细胞
  C. 淋巴系干细胞   D. 红系祖细胞

26. 调节红细胞生成的主要体液因素是（   ）
  A. 雄激素   B. 促红细胞生成素
  C. 雌激素   D. 红细胞提取物

27. 中性粒细胞的主要功能是（   ）
  A. 变形运动   B. 吞噬作用
  C. 产生抗体   D. 凝血作用

28. 血液中最重要的吞噬细胞是（   ）
  A. T 淋巴细胞   B. B 淋巴细胞
  C. 中性粒细胞   D. 嗜酸性粒细胞

29. 急性感染时，明显增多的白细胞是（   ）
  A. 淋巴细胞   B. 单核细胞
  C. 嗜碱性粒细胞   D. 中性粒细胞

30. 皮肤和黏膜易出现紫癜主要是由于（   ）
  A. 血小板聚集功能障碍   B. 血小板分泌减少
  C. 血小板数目明显低于正常   D. 血小板数目高于正常值

31. 生理性止血后期血凝块回缩是因为（   ）
  A. 纤维蛋白收缩   B. 红细胞叠连
  C. 白细胞变形运动   D. 血小板收缩蛋白收缩

32. 关于生理止血机制的描述，下列哪项是错误的（   ）
  A. 包括局部缩血管反应，止血栓形成和血凝块出现
  B. 血小板与止血栓形成和血凝块出现有关
  C. 血小板不参与局部缩血管反应过程
  D. 血小板减少时，出血和凝血时间均延长

33. 与血液凝固密切相关的成分是（   ）
  A. 白蛋白   B. 球蛋白
  C. 纤维蛋白原   D. 肾素

34. 肝硬化患者容易发生凝血障碍，主要是由于（   ）
  A. 某些凝血因子不足   B. 血小板减少
  C. 血液中抗凝物质增加   D. 凝血因子Ⅲ不足

35. 血液凝固后析出的液体是（　　）

    A. 血清　　　　　　　　　　　　B. 体液

    C. 细胞外液　　　　　　　　　　D. 血浆

36. 关于血清的叙述错误的是（　　）

    A. 白蛋白与血浆含量相同　　　　B. 纤维蛋白原含量比血浆减少

    C. Ca^{2+}含量比血浆减少　　　　D. 血液如发生凝固便得不到血清

37. 血液凝固的主要步骤是（　　）

    A. 凝血酶原形成→凝血酶形成→纤维蛋白形成

    B. 凝血酶原形成→凝血酶形成→纤维蛋白原形成

    C. 凝血酶原激活物形成→凝血酶形成→纤维蛋白形成

    D. 凝血酶原激活物形成→凝血酶形成→纤维蛋白原形成

38. 凝血酶的主要作用是（　　）

    A. 使因子Ⅰ转变成ⅠA　　　　　B. 水解纤维蛋白降解产物

    C. 激活因子ⅩⅢ　　　　　　　　D. 加强因子Ⅷ的作用

39. 凝血过程中，内源性凝血与外源性凝血的区别在于（　　）

    A. 凝血酶原激活物形成的始动因子不同

    B. 凝血酶形成过程不同

    C. 纤维蛋白形成过程不同

    D. 因 Ca^{2+} 是否起作用而不同

40. 内源性凝血的始动因子是（　　）

    A. 凝血因子Ⅳ被激活　　　　　　B. 因子Ⅻ被激活

    C. 血小板破裂　　　　　　　　　D. 凝血酶的形成

41. 下列物质缺少哪一项，血液将不能凝固（　　）

    A. 红细胞　　　　　　　　　　　B. 白细胞

    C. 钙离子　　　　　　　　　　　D. 白蛋白

42. 下列几种凝血因子，哪种为外源性凝血需要，而内源性凝血不需要（　　）

    A. 因子Ⅳ　　　　　　　　　　　B. 因子Ⅶ

    C. 因子Ⅱ　　　　　　　　　　　D. 因子Ⅷ

43. 抗凝血酶Ⅲ的抗凝血作用主要是（　　）

    A. 抑制血小板的黏着和聚集　　　B. 抑制凝血酶原激活物形成

    C. 阻止纤维蛋白原转变为纤维蛋白　D. 使凝血酶失去活性

44. 肝素的主要功能是（　　）

    A. 促进血小板的聚集

    B. 抑制纤溶酶的活化

    C. 促进纤维蛋白吸附凝血酶

    D. 增强抗凝血酶Ⅲ对ⅩA和ⅡA的灭活作用

45. 体重 50kg 的正常人，体液量和血量分别为（　　）

    A. 30L 与 2.5L　　　　　　　　　B. 20L 与 2.5L

    C. 40L 与 4.0L　　　　　　　　　D. 30L 与 4.0L

46. 有生命危险的急性失血量是指超过总血量的（　　）
    A. 5%   B. 10%
    C. 15%   D. 30%

47. 通常所说的血型是指（　　）
    A. 红细胞膜上受体的类型
    B. 红细胞膜上特异凝集原的类型
    C. 红细胞膜上特异凝集素的类型
    D. 血浆中特异凝集原的类型

48. ABO 血型系统中有天然的凝集素；Rh 系统中（　　）
    A. 有天然凝集素   B. 无天然凝集素
    C. 有天然 D 凝集素   D. 抗 D 凝集素

49. 某人的血细胞与 B 型血的血清凝集，而其血清与 B 型血的血细胞不凝集，此人血型是（　　）
    A. A 型   B. B 型
    C. O 型   D. AB 型

50. 某人失血后，先后输入 A 型血、B 型血各 150ml 均未发生凝集反应，该人血型为（　　）
    A. A 型   B. B 型
    C. AB 型   D. O 型

51. 血清中既有抗 A 又有抗 B 凝集素的血型是（　　）
    A. A 型   B. AB 型
    C. B 型   D. O 型

52. 能给血型为 O 型的人输血的血型是（　　）
    A. A 型   B. AB 型
    C. B 型   D. O 型

53. 输血原则是（　　）
    A. 输同型血，即交叉配血的主侧和次侧都不凝
    B. 紧急情况可大量输 O 型血给其他血型的受血者
    C. 交叉配血主侧凝集，可以输血
    D. 只要血型相同，可不做交叉配血

54. 输血时主要考虑供血者的（　　）
    A. 红细胞不被受血者的红细胞所凝集
    B. 红细胞不被受血者的血浆所凝集
    C. 血浆不与受血者的血浆发生凝固
    D. 血浆不被受血者的红细胞凝集

55. 已知供血者血型为 A 型，交叉配血试验中主侧凝集，次侧不凝集，受血者的血型为（　　）
    A. A 型   B. B 型
    C. AB 型   D. O 型

二、填空题

1. 血浆蛋白是血浆中多种蛋白质的总称，用盐析法可将血浆蛋白分为_____、_____和_____。

2. 血细胞比容的正常值，成年男性为_____，成年女性为_____。

3. 机体正常的血浆渗透压约为_____，血浆渗透压主要包括两部分：_____和_____。

4. 在血细胞的生成过程中，各类血细胞均源于_____，而后经过_____、_____两个阶段最终发育为各类成熟的血细胞。

5. 我国成年男性红细胞的数量为_____，成年女性为_____；成年男性血红蛋白浓度为_____，成年女性为_____。

6. 在发生某些疾病时，红细胞能较快地以凹面相贴，称为_____。

7. 红细胞在静置的血沉管中第一小时末下沉的距离，称为_____，其正常值成年男性为_____，成年女性为_____。

8. 在红细胞发育过程中，造血干细胞首先分化成为_____，再经过_____、_____、_____及_____阶段，成为成熟的红细胞。

9. _____和_____是合成血红蛋白的重要原料，而_____和_____则是红细胞成熟所必需的物质。

10. 晚期的红系祖细胞主要受到_____的调节，该物质主要在_____产生。

11. 白细胞为无色、有核细胞，可分为_____、_____、_____、_____和_____五类，其中又以_____的数目最多，占白细胞总数的_____。

12. 白细胞能伸出伪足做变形运动以穿过毛细血管壁的过程称为_____。

13. 生理性止血的基本过程包括_____、_____和_____。

14. 目前已知的凝血因子主要有 14 种，其中包括用国际命名法命名的凝血因子_____，此外还有_____、_____等。

15. 在凝血过程中起辅因子作用的凝血因子有_____，在生成过程中依赖维生素K的凝血因子有_____。除凝血因子_____外，其他凝血因子均存在于血液中。

16. 血液凝固过程可分为_____、_____和_____三个基本步骤。

17. 血凝过程中，根据启动方式和参与的凝血因子不同，可分别通过_____和_____途径进行，前者的始动因子为_____，后者的始动因子为_____。

18. 体内的体液性生理性抗凝物质可分为_____、_____、_____和_____。

19. 机体的纤溶系统主要包括_____、_____、_____和_____。

20. 临床上进行输血时，输血前必须进行交叉配血试验，它包括两部分_____和_____，前者将_____和_____进行配合试验，后者是将_____和_____做配合试验。

三、名词解释题

1. 血细胞比容 2. 血沉 3. 渗透压 4. 可塑变形性 5. 渗透脆性
6. 生理性止血 7. 血液凝固 8. 血清 9. 红细胞叠连 10. 纤溶

11. 凝血因子　12. 血型　13. 交叉配血试验

四、简答题

1. 简述红细胞的生理特性。
2. 简述外源性凝血系统和内源性凝血系统的区别。
3. 简述血小板的生理功能。
4. 简述胶体渗透压和晶体渗透压主要是由什么决定的，其生理意义是什么。
5. 简述小血管损伤后的生理性止血过程。
6. 简述血液凝固的基本过程。
7. 简述血液的基本功能。
8. 简述血浆蛋白的基本功能。

五、论述题

1. 论述纤溶系统的组成、过程及其作用。
2. 论述血液中有哪些抗凝物质，以及它们如何发挥作用。
3. 论述输血的基本原则。
4. 论述红细胞的生成原料和成熟因子，以及红细胞生成的调节因子。

参考答案

一、单选题

1. D　2. B　3. C　4. C　5. B　6. B　7. A　8. C　9. C　　10. B　11. D　12. A
13. A　14. B　15. D　16. A　17. C　18. A　19. C　20. A　21. D　22. B　23. D
24. D　25. A　26. B　27. B　28. C　29. D　30. C　31. D　32. C　33. C　34. A
35. A　36. D　37. C　38. A　39. A　40. B　41. C　42. B　43. D　44. D　45. D
46. D　47. B　48. B　49. D　50. C　51. D　52. D　53. C　54. B　55. D

二、填空题

1. 白蛋白、球蛋白、纤维蛋白原
2. 40%～50%、37%～48%
3. 300mmol/L、晶体渗透压、胶体渗透压
4. 造血干细胞、定向祖细胞、前体细胞
5. （4.0～5.5）×10^{12}/L、（3.5～5.0）×10^{12}/L、120～160g/L、110～150g/L
6. 红细胞叠连
7. 红细胞沉降率、0～15mm/h、0～20mm/h
8. 红系定向祖细胞、原红细胞、早幼红细胞、中幼红细胞、晚幼红细胞、网织红细胞
9. 铁、蛋白质、叶酸、维生素 B_{12}
10. 促红细胞生成素、肾脏

11. 中性粒细胞、嗜酸性粒细胞、嗜碱性粒细胞、单核细胞、淋巴细胞、中性粒细胞、50%～70%

12. 白细胞渗出

13. 血管收缩、血小板止血栓形成、血液凝固

14. Ⅰ～ⅩⅢ、前激肽释放酶、高分子激肽原

15. Ⅲ、Ⅳ、Ⅴ、Ⅷ和高分子激肽原，Ⅱ、Ⅶ、Ⅸ、Ⅹ，Ⅲ

16. 凝血酶原激活物的形成、凝血酶原的激活、纤维蛋白的生成

17. 内源性凝血途径、外源性凝血途径、Ⅻ、Ⅲ

18. 丝氨酸蛋白酶抑制物、蛋白质 C 系统、组织因子途径抑制物、肝素

19. 纤溶酶原、纤溶酶、纤溶酶原激活物、纤溶抑制物

20. 交叉配血主侧、交叉配血次侧、供血者的红细胞、受血者的血清、供血者的血清、受血者的红细胞

三、名词解释题

1. 血细胞比容　血细胞在全血中所占的体积分数。

2. 血沉　血液经抗凝处理后，静置于血沉管中，第一小时末红细胞下沉的距离。

3. 渗透压　溶液中的溶质吸引水分子通过半透膜的能力。

4. 可塑变形性　红细胞可发生变形以便通过细小的毛细血管和血窦。

5. 渗透脆性　红细胞在低渗溶液中发生膨胀、破裂和溶血的特性，称为渗透脆性。

6. 生理性止血　正常情况下，小血管破损后引起的出血在几分钟内就会自行停止，此现象称生理性止血。

7. 血液凝固　血液由流动的液体状态变为不流动的凝胶状态。

8. 血清　血液凝固后 1～2h，血凝块发生收缩，释出淡黄色的液体，称为血清。

9. 红细胞叠连　多个红细胞发生以凹面相贴的现象。

10. 纤溶　纤维蛋白溶解系统简称纤溶系统，是指将凝血块中的纤维蛋白水解为可溶性小片段肽的过程。

11. 凝血因子　血浆或组织中直接参与凝血的物质。

12. 血型　血细胞上特异型抗原的类型。

13. 交叉配血试验　把供血者的红细胞与受血者的血清进行配合试验，称为交叉配血主侧；把受血者的红细胞与供血者的血清作配合试验，称为交叉配血次侧。

四、简答题

1. 简述红细胞的生理特性。

答：红细胞的生理特性主要包括：①可塑变形性，指红细胞在全身血管中循环运行时，可发生变形以便通过口径比它小的毛细血管和血窦孔隙，在通过后又可恢复其正常形态。②悬浮稳定性，指红细胞能够相对稳定地悬浮于血浆中不易下沉的特性，这主要是因为红细胞与血浆之间的摩擦阻碍了红细胞的下沉。③渗透脆性，指红细胞在低渗盐溶液中发生膨胀破裂的特性。红细胞在等渗的 0.85%NaCl 溶液中可保持其正常形态和大小，随着 NaCl 溶液浓度的降低，红细胞将逐渐膨胀为球形，最终破裂引起溶血的发生。

2. 简述外源性凝血系统和内源性凝血系统的区别。

答：

分类	内源性凝血	外源性凝血
始动因子	因子XII	因子III
凝血因子分布	全在血中	组织和血中
参与的凝血因子数	多	少
凝血时间	慢、约数分钟	快、约十几秒
共同点	在生成凝血酶原酶复合物后的凝血过程完全相同，均激活凝血酶原→凝血酶，进而使纤维蛋白原→纤维蛋白多聚体，完成凝血过程	

3. 简述血小板的生理功能。

答：（1）促进生理性止血。生理性止血包括 3 个过程：小血管收缩；血小板止血栓形成；血凝块形成。（2）促进凝血。①激活的血小板为凝血因子提供磷脂表面，参与因子X和凝血酶原的激活；②血小板质膜表面许多凝血因子如纤维蛋白原、因子V等的相继激活可加速凝血过程；③血小板激活后，释放颗粒的内容物，可增加纤维蛋白的形成，加固凝块，血小板内收缩蛋白收缩，使血块收缩，成为止血栓，牢固止血。（3）对血管壁的修复支持作用。血小板黏附于毛细血管内皮细胞上，并与其融合而修复内皮细胞，也能填补内皮细胞脱落留下的空隙，防止毛细血管破裂出血，从而保持毛细血管壁的完整性和通透性；当血小板减少到 5.0×10^{10}/L 以下时，可引起出血倾向，甚至出现自发性出血性紫癜。

4. 简述胶体渗透压和晶体渗透压主要是由什么决定的，其生理意义是什么。

答：血浆胶体渗透压主要由血浆中的白蛋白决定，其生理意义为维持血管内外的水平衡，保持正常血容量。血浆晶体渗透压主要由血浆中的氯化钠决定，其生理意义为维持细胞膜内外的水平衡，维持血细胞的正常形态和结构。

5. 简述小血管损伤后的生理性止血过程。

答：生理性止血包括 3 个过程：①小血管收缩，小血管受伤出血后，受伤血管壁平滑肌立即收缩，但持续时间很短，起到暂时止血的效果；若破损很小，即可很快止血。②血小板止血栓形成，若血管破损暴露出内皮下胶原，便可激活血小板，使血小板迅速黏附、聚集于破损处，形成松软的血小板止血栓堵塞伤口。③血凝块形成，血管内膜的破损和血小板止血栓的形成可启动凝血过程，由于血小板磷脂表面只有吸附凝血因子的作用，因此可增加受损部位凝血因子的浓度，在凝血块形成后，血小板的收缩功能可使较软的凝血块回缩，挤出其中的血清，形成牢固的止血栓，增强堵塞伤口的效果，有效地制止出血。

6. 简述血液凝固的基本过程。

答：（1）凝血酶原激活物的形成（Xa、Ca^{2+}、V、PF_3）；（2）凝血酶原变成凝血酶；（3）纤维蛋白原降解为纤维蛋白。

7. 简述血液的基本功能。

答：（1）运输功能：血液可将氧气及从肠道吸收的营养物质运送到各器官、细胞，同时将细胞代谢产生的二氧化碳和各种代谢终产物通过肺、肾脏等排泄器官排出体外。（2）缓冲功能：血液中含有的多种缓冲物质可随时缓冲进入血液的酸性或碱性物质，维持内环境的稳定。（3）血液中的大量水分含有较高的比热，有利于体温恒定。（4）防御保护功能：血液可参与机体的生理性止血，抵抗细菌、病毒等微生物引起的感染和各种免疫反应。

8. 简述血浆蛋白的基本功能。

答：①形成血浆胶体渗透压，保持部分水分于血管内；②可与体内多种激素（如甲状腺激素、肾上腺皮质激素等）结合，避免这些激素过快地经肾脏排出体外；③作为载体运输血浆中的多种低分子物质，如代谢产物、离子、维生素等；④参与血凝、抗凝和纤溶等生理过程；⑤抵御病原微生物入侵；⑥营养功能。

五、论述题

1. 论述纤溶系统的组成、过程及其作用。

答：（1）组成：纤溶系统主要包括纤维蛋白溶酶原（简称纤溶酶原，又称血浆素原）、纤溶酶（又称血浆素）、纤溶酶原激活物与纤溶抑制物。（2）过程：纤溶的基本过程分为两个阶段，即纤溶酶原的激活与纤维蛋白（或纤维蛋白原）的降解。①纤溶酶原的激活：a. 血管激活物，是最主要的激活物；b. 组织激活物，在子宫、甲状腺、淋巴结和肺等组织中含量高；c. 凝血因子和凝血物质。②纤维蛋白与纤维蛋白原的降解：纤维蛋白原除可被凝血酶水解外，还可被纤溶酶降解。纤溶酶是血浆中活性最强的蛋白酶，特异性小，除能水解纤维蛋白或纤维蛋白原外，还能水解凝血酶、因子Ⅴ、因子Ⅷ和因子Ⅻa，促使血小板聚集和释放 5-羟色胺、ADP 等，激活血浆中的补体系统。但主要作用是水解纤维蛋白或纤维蛋白原。（3）纤溶的作用：是使生理止血过程中所产生的局部或一过性的纤维蛋白凝块能随时溶解，防止血栓形成，保证血流通畅；纤溶系统还参与组织修复、血管再生等多种功能。

2. 论述血液中有哪些抗凝物质，以及它们如何发挥作用。

答：生理性抗凝物质：①丝氨酸蛋白酶抑制物，主要是抗凝血酶Ⅲ，在与肝素结合后抑制丝氨酸蛋白酶的活性；②蛋白质 C 系统：包括蛋白质 C、蛋白质 S、凝血酶调节蛋白和蛋白质 C 的抑制物，蛋白质 C 为主要作用物，被激活后可水解灭活因子Ⅷa、Ⅴa，抑制因子 X 及凝血酶原的激活；③组织因子途径抑制物（TFPI），是体内主要的抗凝物质，通过形成组织因子-FⅦa-TFPⅠ-FXa 四合体，从而灭活 FⅦa-组织因子复合物，抑制外源性凝血；④肝素：主要通过增强抗凝血酶Ⅲ的活性而发挥间接抗凝作用。

3. 论述输血的基本原则。

答：在准备输血时，首先必须鉴定血型，保证供血者与受血者的 ABO 血型相合。对于在生育年龄的妇女和需要反复输血的患者，还必须使供血者与受血者的 Rh 血型相合。即使血型相同，在输血前还应进行交叉配血试验。交叉配血中主侧和次侧均不凝集的，适合输血；主侧不凝集而次侧凝集的，不主张输血，只有在紧急情况下才能进行少量输血，输血速度也不宜太快，并在输血过程中密切观察受血者的情况，如发生输血反应，必须立即停止输注。

4. 论述红细胞的生成原料和成熟因子，以及红细胞生成的调节因子。

答：（1）原料：红细胞的主要成分是血红蛋白，血红蛋白由珠蛋白和含铁的血红素组成，因而蛋白质和铁是主要的造血原料，蛋白质主要来自食物，而铁有两种来源，绝大部分来自体内衰老而被破坏的红细胞，少量来自食物，正常成年人每天从食物中吸收铁约占需要量的 5%。如果铁摄入不足、吸收利用障碍或慢性失血都会引起机体缺铁，影响血红蛋白合成而导致缺铁性贫血。这种贫血的特点是血红蛋白不足，体积较小，呈小细胞低色素性贫血。（2）促进红细胞成熟的因子：维生素 B_{12}，多存在于动物食品中，维生素 B_{12} 的吸收需要有胃腺壁细胞分泌的内因子存在，无论是先天缺乏内因子还是后天由于胃大部或全部切除及萎缩性胃炎造成内因子缺乏，都可导致巨幼细胞型贫血，即大细胞性贫血。叶酸，人体每天约需 $50\mu g$，均需从天然的动物性和植物性食品中摄取，叶酸在四氢叶酸还原酶的催化下转化成四氢叶酸后，成为合成胸腺嘧啶脱氧核苷酸必需的辅酶，因此叶酸缺乏时，DNA 合成受阻，使红细胞核发育停滞，而细胞质的成熟却不受显著影响，细胞核和细胞质发育不平衡导致细胞体积异常增大，也可引起巨幼细胞性贫血，叶酸的活化过程中需要维生素 B_{12} 的参与，故维生素 B_{12} 缺乏时叶酸的利用率下降，也可以引起叶酸的相对不足。（3）红细胞生成的调节：不同发育阶段的红系祖细胞受多种因素的调节。爆式促进因子可促使早期红系祖细胞增殖活动；促红细胞生成素可促进晚期红系祖细胞分化与增殖为形态可识别的前体细胞，也能加速前体细胞的分化和增殖，并促进骨髓释放网织红细胞。在某些肾疾病，促红细胞生成素合成障碍，会发生贫血；在组织缺氧或耗氧量增加时，促红细胞生成素的释放增加，可促使红细胞生成加速；此外，雄激素能直接刺激骨髓造血，使红细胞生成增多，它也可作用于肾，使其分泌促红细胞生成素增多，因此，成年男性红细胞数量和血红蛋白含量高于女性。

（谢怡敏 王 蛟）

第四章　循　环　生　理

一、单项选择题

1. 心肌快反应细胞动作电位 0 期是由于哪种离子流动引起的（　　　）
   - A. Na^+内流
   - B. Ca^{2+}内流
   - C. K^+外流
   - D. Cl^-内流

2. 窦房结细胞动作电位去极化是由（　　　）
   - A. Na^+内流引起
   - B. Ca^{2+}内流引起
   - C. K^+外流引起
   - D. Cl^-内流引起

3. 心动周期中，心室内压上升最快的是（　　　）
   - A. 等容收缩期
   - B. 快速射血期
   - C. 减慢射血期
   - D. 心室舒张期

4. 心指数是指（　　　）
   - A. 心脏每搏输出量
   - B. 心脏每分输出量
   - C. 单位体表面积的心输出量
   - D. 单位体表面积的心搏出量

5. 弹性贮器血管是指（　　　）
   - A. 大动脉
   - B. 大静脉
   - C. 肺静脉
   - D. 肺动脉

6. 心肌细胞 0 期去极速度主要决定了（　　　）
   - A. 兴奋性的高低
   - B. 自律性的高低
   - C. 传导速度的快慢
   - D. 收缩性的强弱

7. 心肌工作细胞没有（　　　）
   - A. 兴奋性
   - B. 传导性
   - C. 自律性
   - D. 收缩性

8. 房室延搁的生理意义是（　　　）
   - A. 增强心肌收缩力
   - B. 使心房、心室不同时收缩
   - C. 使心室肌不会产生强直收缩
   - D. 使心室肌动作电位幅度增加

9. 自律细胞区别于非自律细胞的主要特征是（　　　）
   - A. 0 期去极速度慢
   - B. 无平台期
   - C. 4 期可自动去极
   - D. 复极时程长

10. 属于慢反应自律细胞的是（　　　）
    - A. 心房肌、心室肌
    - B. 浦肯野纤维

C. 房室交界（结区）　　　　　　　D. 窦房结

11. 心脏自律性最高的部位是（　　　）

    A. 房室交界　　　　　　　　　　B. 窦房结

    C. 房室束　　　　　　　　　　　D. 浦肯野纤维

12. 在以下何时给予心室一个额外刺激不引起反应（　　　）

    A. 心房收缩　　　　　　　　　　B. 心室收缩

    C. 心室舒张　　　　　　　　　　D. 整个心室收缩和心室舒张

13. 心室在期前收缩后出现代偿间歇的原因是正常窦房结传来的冲动落在了期前兴奋的（　　　）

    A. 有效不应期　　　　　　　　　B. 绝对不应期

    C. 相对不应期　　　　　　　　　D. 超常期

14. 心肌不会产生强直收缩的原因是（　　　）

    A. 心肌肌质网不发达，Ca^{2+}储存少　　B. 心肌有自律性，会产生自动节律收缩

    C. 心肌呈"全或无"收缩　　　　　D. 心肌的有效不应期特别长

15. 心动周期中，主动脉瓣开放始于（　　　）

    A. 等容收缩期之初　　　　　　　B. 等容收缩期之末

    C. 等容舒张期之初　　　　　　　D. 等容舒张期之末

16. 房室瓣关闭见于（　　　）

    A. 等容收缩期开始　　　　　　　B. 等容收缩期末

    C. 等容舒张期开始　　　　　　　D. 等容舒张期末

17. 心室充盈期（　　　）

    A. 房内压＞室内压＜动脉压　　　B. 房内压＜室内压＜动脉压

    C. 房内压＞室内压＞动脉压　　　D. 房内压＜室内压＞动脉压

18. 等容舒张期（　　　）

    A. 房内压＞室内压＜动脉压　　　B. 房内压＜室内压＜动脉压

    C. 房内压＞室内压＞动脉压　　　D. 房内压＜室内压＞动脉压

19. 一个心动周期中，相当于房室瓣开始关闭至开始开放的时程是（　　　）

    A. 心室收缩期和等容舒张期之和　　B. 心室舒张期和等容收缩期之和

    C. 心室舒张期　　　　　　　　　D. 房缩期和心室收缩期

20. 心动周期中，心室血液充盈主要是由于（　　　）

    A. 心房收缩的初级泵作用　　　　B. 心室舒张的抽吸作用

    C. 血液的重力作用　　　　　　　D. 肌肉泵作用

21. 射血分数等于（　　　）

    A. 每搏输出量/回心血量×100%

    B. 每搏输出量/每分排出量×100%

    C. 每搏输出量/心室收缩末期容积×100%

    D. 每搏输出量/心室舒张末期容积×100%

22. 当心率超过 180 次/min 时，心输出量减少主要是因为（　　　）

    A. 等容收缩期缩短　　　　　　　B. 快速射血期缩短

  C. 减慢射血期缩短   D. 充盈期缩短

23. 第一心音标志着（　　）

  A. 心室收缩开始   B. 心室舒张开始

  C. 心房收缩开始   D. 心房舒张开始

24. 第二心音的产生主要由于（　　）

  A. 房室瓣开放   B. 动脉瓣开放

  C. 房室瓣关闭   D. 动脉瓣关闭

25. 窦房结的兴奋由心房到达心室，表现在心电图上的相应部分是（　　）

  A. PR 段   B. P—R 间期

  C. Q—T 间期   D. S—T 段

26. 容量血管指的是（　　）

  A. 大动脉   B. 微动脉

  C. 微静脉   D. 静脉

27. 主动脉在维持舒张压中起重要作用，主要由于（　　）

  A. 口径大对血流摩擦阻力小 B. 管壁厚

  C. 管壁有可扩张性的弹性   D. 血流速度快

28. 循环系统平均充盈压的高低取决于（　　）

  A. 动脉血压和外周阻力之间的相对关系

  B. 心排出量和外周阻力之间的相对关系

  C. 循环血量和血管容量之间的相对关系

  D. 回心血量和心脏射血能力之间的相对关系

29. 大动脉管壁硬化时引起（　　）

  A. 收缩压降低   B. 舒张压升高

  C. 脉搏压增大   D. 脉搏压减小

30. 影响舒张压的主要因素是（　　）

  A. 外周阻力   B. 每搏输出量

  C. 心率   D. 大动脉管壁的弹性

31. 中心静脉压的测定主要反映（　　）

  A. 外周阻力大小   B. 心率快慢

  C. 大动脉管壁的顺应性大小 D. 回心血流量多少

32. 右心衰竭时组织液生成增加而致水肿，主要原因是（　　）

  A. 毛细血管血压增高   B. 血浆胶体渗透压降低

  C. 组织液静水压降低   D. 组织液胶体渗透压增高

33. 微循环中具有营养功能的通路是（　　）

  A. 直捷通路   B. 动-静脉短路

  C. 迂回通路   D. 淋巴回路

34. 关于组织液的生成，下列哪项是错误的（　　）

  A. 小动脉收缩时，组织液生成减少

  B. 血浆胶体渗透压降低时，组织液生成增多

C. 静脉压升高时，组织液生成增多

D. 毛细血管通透性加大时，组织液生成减少

35. 刺激心迷走神经，下述哪项结果不正确（　　）

    A. 窦房结自律性减慢　　　　　　　　B. 心房肌收缩力减弱

    C. 房室传导速度减慢　　　　　　　　D. 心室肌收缩力明显减弱

36. 心交感神经作用于心肌的哪一种受体（　　）

    A. α 肾上腺素受体　　　　　　　　B. β 肾上腺素受体

    C. M 胆碱受体　　　　　　　　　　D. N 胆碱受体

37. 使血管平滑肌收缩的主要受体是（　　）

    A. α 肾上腺素受体　　　　　　　　B. β 肾上腺素受体

    C. M 胆碱受体　　　　　　　　　　D. N 胆碱受体

38. 心血管活动的基本中枢在（　　）

    A. 脊髓　　　　　　　　　　　　　B. 延髓

    C. 下丘脑　　　　　　　　　　　　D. 大脑皮层

39. 下述物质中，哪一种升压作用最强（　　）

    A. 肾上腺素　　　　　　　　　　　B. 血管紧张素 II

    C. 肾素　　　　　　　　　　　　　D. 组织代谢产物

40. 心肌收缩性的特点不包括以下哪项（　　）

    A. 对细胞外液 Ca^{2+} 依赖性大　　　　B. 不发生强直收缩

    C. 呈 "全或无" 式收缩　　　　　　　D. 具有自动节律性

41. 心室肌细胞动作电位平台期是下列哪些离子跨膜流动的综合结果（　　）

    A. Na^+ 内流，Cl^- 外流　　　　　　B. Na^+ 内流，K^+ 外流

    C. Na^+ 内流，Cl^- 内流　　　　　　D. Ca^{2+} 内流，K^+ 外流

42. 对动脉血压起缓冲作用的因素是（　　）

    A. 搏出量　　　　　　　　　　　　B. 心率

    C. 大动脉弹性　　　　　　　　　　D. 外周阻力

43. 心室肌的有效不应期一直延续到（　　）

    A. 收缩早期　　　　　　　　　　　B. 收缩中期

    C. 收缩晚期　　　　　　　　　　　D. 舒张早期

44. 患者的动脉血压降低，中心静脉压增高表示（　　）

    A. 左心功能不全　　　　　　　　　B. 全心功能不全

    C. 轻度静脉回流障碍　　　　　　　D. 重度静脉回流障碍

45. 健康人静脉收缩引起动脉血压升高的主要原因是（　　）

    A. 外周阻力增大　　　　　　　　　B. 心肌收缩性增高

    C. 后负荷增加　　　　　　　　　　D. 前负荷增加

46. 微循环最重要的生理意义是（　　）

    A. 物质交换　　　　　　　　　　　B. 促进散热

    C. 维持循环血量的相对恒定　　　　D. 保存热量

47. 过敏反应时组织水肿的原因是（　　）
    A. 毛细血管壁通透性增高　　　　　B. 毛细血管血压升高
    C. 淋巴回流受阻　　　　　　　　　D. 血浆胶体渗透压升高

48. 夹闭双侧颈总动脉引起血压升高的主要原因是（　　）
    A. 颈动脉窦受到牵张刺激　　　　　B. 主动脉弓受到牵张刺激
    C. 颈动脉窦受到缺氧刺激　　　　　D. 窦神经传入冲动减少

49. 降压反射的生理意义是（　　）
    A. 增加循环血量　　　　　　　　　B. 促进静脉回流
    C. 降低动脉血压　　　　　　　　　D. 维持动脉血压相对恒定

50. 平均动脉压在哪个范围内脑血流量保持相对恒定？（　　）
    A. 60～100mmHg（1mmHg=0.133kPa）
    B. 60～140mmHg
    C. 60～180mmHg
    D. 80～180mmHg

51. 心动周期（s）和心率（次/min）的关系可表示如下，心率等于（　　）
    A. 心动周期×60　　　　　　　　　B. 60/心动周期
    C. 1/（心动周期×60）　　　　　　D. 心动周期/60

52. 当心率超过180次/min，心输出量减少的原因是（　　）
    A. 心脏射血期明显缩短　　　　　　B. 心肌收缩力明显减弱
    C. 心室充盈期明显缩短　　　　　　D. 每搏输出量减少不明显

53. 主要影响收缩压的因素是（　　）
    A. 每搏输出量　　　　　　　　　　B. 心率
    C. 外周阻力　　　　　　　　　　　D. 大动脉弹性

54. 下列哪种因素可致舒张压明显升高（　　）
    A. 心肌收缩力增强　　　　　　　　B. 小动脉广泛收缩
    C. 心率减慢　　　　　　　　　　　D. 循环血量增加

55. 下列哪种因素可使脉压差加大（　　）
    A. 搏出量增加　　　　　　　　　　B. 外周阻力增加
    C. 心率加快　　　　　　　　　　　D. 大动脉弹性良好

56. 对动脉血压起缓冲作用的因素是（　　）
    A. 搏出量　　　　　　　　　　　　B. 心率
    C. 大动脉弹性　　　　　　　　　　D. 外周阻力

57. 几乎没有神经支配的血管是（　　）
    A. 大动脉　　　　　　　　　　　　B. 小动脉和微动脉
    C. 毛细血管　　　　　　　　　　　D. 微动脉

58. 下列关于人体静脉血压的描述，错误的是（　　）
    A. 站立时，颅内静脉窦血压可低于大气压
    B. 呼气时，中心静脉压较吸气时高
    C. 心脏射血能力减弱时，中心静脉压升高

D. 行走时，足背静脉压较站立不动时低

59. 下列关于心肌细胞的异长自身调节的叙述，哪项是错误的（　　）

A. 通过异长调节可使静脉回流量与搏出量重新平衡

B. 搏出量取决于心室舒张末期容积

C. 通过改变心肌兴奋收缩耦联的过程来调节心脏泵血机能

D. 通过肌小节长度改变来调节心脏泵血机能

60. 关于心室射血和动脉血压，以下哪一项是错误的（　　）

A. 动脉血压的形成与心室射血和外周阻力两个因素都有关

B. 心室肌收缩时可释放两部分能量，即动能和势能

C. 主动脉压力增高，肺动脉瓣开放会延迟

D. 左心室每次收缩都向主动脉内射出 60～80ml 血液

二、填空题

1. 人体心脏的起搏点在_____。

2. 心肌细胞的生理和特性有_____、_____、_____、_____。

3. 心肌兴奋性周期变化经历_____、_____和_____。

4. 心率加快时，心动周期缩短，其中主要缩短的是_____。

5. 每搏输出量与心舒末期体积分数称_____。

6. 影响每搏输出量的因素有_____、_____和_____。

7. 正常成人安静时的收缩压为_____，舒张压为_____，脉压为_____。

8. 影响动脉血压的因素有_____、_____、_____、_____。

9. 动脉硬化患者，通常收缩压_____，脉压_____。

10. 中心静脉压的正常值为_____，高低取决于_____之间的相互关系。

11. 组织液生成的有效滤过压＝_____。

12. 支配心脏的副交感神经是_____。

13. 正常人体心脏兴奋和搏动的起始部位是_____，兴奋从心房传入心室唯一途径是_____。

14. 正常成人每分钟心搏如为 75 次，则其心动周期平均为_____s，心室收缩持续时间为_____s。

15. _____心音标志心室收缩开始，_____心音标志心室舒张开始。

16. 心电图中，代表兴奋在心室内传播过程的电位变化是_____，代表由心房开始兴奋到心室开始兴奋所需要的时间是_____。

17. 形成动脉血压的两个基本因素是_____和_____。

18. 微循环三条通路是_____、_____、_____。

三、名词解释题

1. 心肌自动节律性　2. 窦性心律　3. 最大复极电位　4. 房室延搁　5. 期前收缩
6. 代偿间歇　7. 心率　8. 心动周期　9. 每搏输出量　10. 心输出量　11. 射血分数
12. 心指数　13. 心力储备　14. 中心静脉压　15. 微循环

四、简答题

1. 简述心脏内兴奋的传播途径，及其有何特点和生理意义。

2. 简述心肌收缩的特点是什么。

3. 简述期前收缩和代偿间歇是如何产生的？

4. 简述心脏泵血过程。

5. 简述影响心输出量的因素。

6. 何谓心力储备？它包括哪几个方面？

7. 简述微循环有哪几条流通路及各通路的作用如何。

8. 简述影响组织液生成和回流的因素有哪些。

9. 简述中心静脉压的定义和临床意义。

10. 简述降压反射的具体过程和生理意义。

五、论述题

1. 阐述心室肌细胞动作电位形成的离子基础。

2. 论述心肌细胞的生理特性。

3. 论述动脉血压的形成机制及影响动脉血压的因素。

4. 实验中夹闭家兔一侧颈总动脉后，血压有何变化？论述其原理。

5. 论述肾上腺素和去甲肾上腺素对心血管的生理作用。

参考答案

一、单项选择题

1. A　2. B　3. A　4. C　5. A　6. C　7. C　8. B　9. C　10. D　11. B　12. B　13. A
14. D　15. B　16. A　17. A　18. B　19. A　20. B　21. D　22. D　23. A　24. D
25. B　26. D　27. C　28. C　39. C　30. A　31. D　32. A　33. C　34. D　35. D
36. B　37. A　38. B　39. B　40. D　41. D　42. C　43. D　44. B　45. D　46. A
47. A　48. D　49. D　50. B　51. B　52. C　53. A　54. B　55. A　56. C　57. C
58. B　59. C　60. C

二、填空题

1. 窦房结

2. 自律性、兴奋性、传导性、收缩性

3. 有效不应期（绝对不应期和局部反应期）、相对不应期、超常期

4. 舒张期

5. 射血分数

6. 前负荷、后负荷、心肌收缩能力

7. 100～120mmHg、60～80mmHg、30～40mmHg

8. 心输出量、外周阻力、大动脉管壁弹性、循环血量和血管系统容量之间的相互关系
9. 升高、加大
10. 0.392～1.18kPa、心脏射血能力和静脉回流速度
11. （毛细血管血压+组织液胶体渗透压）－（血浆胶体渗透压+组织液静水压）
12. 迷走神经
13. 窦房结、房室交界
14. 0.8、0.3
15. 第一、第二
16. QRS 波群和 T 波、P—R 间期
17. 心血管系统内有血液充盈、心脏射血
18. 直捷通路、动-静脉短路、迂回通路

三、名词解释题

1. 心肌自动节律性　心肌自律细胞在无外来刺激的情况下，能自动产生节律性兴奋的特性，称自动节律性，简称自律性。

2. 窦性心律　窦房结是主导整个心脏兴奋搏动的正常部位，称为正常起搏点，所形成的心脏节律称窦性心律。

3. 最大复极电位　自律细胞的动作电位在 3 期复极末，膜电位达到最大值，称为最大复极电位，或称为最大舒张电位。

4. 房室延搁　兴奋从心房传到心室在房室交界处传播速度极慢，延搁时间较长，称为房室延搁。

5. 期前收缩　正常心脏是按窦房结的节律而兴奋的，如果在心室肌有效不应期之后，受到人工刺激或窦房结以外的病理性刺激，则可产生一次期前兴奋，引起期前收缩或早搏。

6. 代偿间歇　期前兴奋也有自己的有效不应期，当紧接在期前收缩后的一次窦房结兴奋传到心室时，常常恰好落在期前兴奋的有效不应期内，因而不能引起心室的兴奋和收缩，因此在一次期前收缩之后往往会出现一段较长的心室舒张期，称为代偿间歇。

7. 心率　每分钟心脏搏动的次数称为心率。

8. 心动周期　心脏（心房或心室）收缩和舒张一次构成的一个机械活动周期，称为心动周期。

9. 每搏输出量　一侧心室每次收缩时射出的血量，称为每搏输出量，简称搏出量。

10. 心输出量　一侧心室每分钟输出的血量称为每分输出量，简称心输出量，等于搏出量与心率的乘积。

11. 射血分数　搏出量占心室舒张末期的体积分数称为射血分数。

12. 心指数　以每平方米体表面积计算的心输出量，称为心指数。

13. 心力储备　指心输出量随机体代谢的需要而增加的能力，又称为心脏泵血功能储备。

14. 中心静脉压　把右心房和胸腔内大静脉的血压称为中心静脉压。

15. 微循环　指微动脉和微静脉之间的血液循环。它是实现血液与组织液之间物质

交换的场所。

四、简答题

1．简述心脏内兴奋的传播途径，及其有何特点和生理意义。

答：途径为：窦房结发出的兴奋，经心房肌及功能上的优势传导通路传播到左、右心房。再经房室交界传到房室束及左右束支，最后经浦肯野纤维传到心室肌，引起整个心室兴奋。

特点和意义：①兴奋在心房和心室内传导较快，在心室内传导系统的传导速度最快，兴奋能迅速传遍左、右心室，保证左、右心室肌几乎完全同步收缩，产生较好的射血效果；②房室交界是兴奋由心房传向心室的唯一通道，兴奋在此传导较为缓慢，出现延搁一段时间，称为房室延搁，其生理意义为使心室收缩发生于心房收缩完毕之后，因而不至于产生房室收缩的重叠，有利于心室的充盈和射血。

2．简述心肌收缩的特点是什么？

答：心肌收缩的特点主要表现在同步收缩、不发生完全强直收缩和对细胞外钙离子的依赖性三个方面。

3．简述期前收缩和代偿间歇是如何产生的。

答：期前收缩：心房肌和心室肌在有效不应期之后，在下一次窦房结传来的兴奋到达之前，受到一次人工的刺激或异位节律点发放的冲动的作用，则可产生一次提前出现的收缩，即产生了期前收缩。当期前收缩后的一次窦房结传来的兴奋传至心室时，常恰好落在其有效不应期内，因而不能引起心房肌和心室肌的兴奋，要等再次窦房结的兴奋传来时才发生兴奋和收缩。故在一次期前收缩之后，常伴有较长的心舒张期，即产生了代偿间歇。

4．简述心脏泵血过程。

答：心脏泵血过程以左心室为例，包括心室收缩射血和舒张充盈的过程：（1）心室收缩期。包括等容收缩期、快速射血期和减慢射血期，完成射血过程。（2）心室舒张期。包括等容舒张期、快速充盈期、减慢充盈期和心房收缩期，完成心室充盈血的过程。

5．简述影响心输出量的因素。

答：由于心输出量等于搏出量与心率的乘积，因此，凡影响搏出量和心率的因素均可影响心输出量。（1）搏出量的多少取决于心室肌收缩的强度和速度，其受前负荷、后负荷和心肌收缩能力的影响。（2）心率为 40～180 次/min，如搏出量不变，则心输出量与心率成正比，随心率的加快，心输出量增加；若心率过快（＞180 次/min），或心率太慢（＜40 次/min），心输出量都会减少。

6．何谓心力储备？它包括哪几个方面？

答：心力储备是指心输出量随机体代谢的需要而增加的能力，又称为心脏泵血功能储备。心力储备包括：①搏出量的储备又来源于收缩期储备和舒张期储备，比较起来，收缩期储备比舒张期储备要大得多；②心率储备，在一定范围内增快心率，使心输出量增加。动用心率储备可使心输出量达静息状态时的 2～2.5 倍。

7．简述微循环有哪几条流通路及各通路的作用如何。

答：微循环有三条通路：①直捷通路，使一部分血液能迅速通过微循环而回流到心，在骨骼肌组织中较为多见；②动-静脉短路，在功能上不是进行物质交换，在体温调节中发挥作用；③迂回通路，它是血液与组织细胞进行物质交换的主要场所，又称为"营养通路"。

8. 简述影响组织液生成和回流的因素有哪些。

答：（1）毛细血管血压：毛细血管血压升高，组织液生成增加，反之，则减少。（2）血浆胶体渗透压：其降低，有效滤过压增大，组织液生成增多而重吸收减少，产生水肿。（3）毛细血管壁的通透性：其增大，部分血浆蛋白透过毛细血管壁进入组织细胞间隙，使局部组织液胶体渗透压升高，组织液生成增多，造成水肿。（4）淋巴回流：如果淋巴回流受阻（如患丝虫病），组织液积聚在受阻淋巴管前段部位的组织间隙中，可导致水肿。

9. 简述中心静脉压的定义和临床意义。

答：中心静脉压指的是右心房和胸腔内大静脉的血压。中心静脉压的临床意义：可反映静脉的回心血量和心脏的功能状态；常作为临床控制输液速度和输液量的重要指标。

10. 简述降压反射的具体过程和生理意义。

答：当全身动脉血压降低时，颈动脉窦和主动脉弓压力感受器接受刺激↓→沿窦神经和主动脉神经传入冲动↓→使心迷走中枢紧张性↓；心交感中枢和交感缩血管中枢的紧张性↑→通过心迷走神经纤维传出冲动↓，而心交感神经纤维传出冲动↑，使心率↑、心肌收缩力↑，心输出量↑；同时，交感缩血管神经传出冲动↑，使容量血管收缩，回心血量↑，心输出量↑；阻力血管收缩，外周阻力↑，心输出量和外周阻力增加，导致血压升高。当动脉血压升高时，压力感受器受到的刺激增强，使中枢活动与上述过程相反，血压降低。降压反射是一个典型的负反馈性调节，对维持动脉血压相对稳定具有重要生理意义。

五、论述题

1. 阐述心室肌细胞动作电位形成的离子基础。

答：心室肌细胞动作电位的复极过程比较复杂，持续时间很长，动作电位的升支与降支不对称。包括去极化的 0 期和复极化的 1、2、3、4 期，共 5 个时期：①0 期（去极期），由 Na^+ 内流形成；②1 期（快速复极化初期），是由 K^+ 快速外流引起；③2 期（缓慢复极期），又称平台期，是由 Ca^{2+} 的内流与 K^+ 的外流形成，两种离子流一进一出，处于相对平衡状态，使膜电位稳定在零电位左右；④3 期（快速复极末期），K^+ 外流进一步增强，使 3 期复极加速；⑤4 期（静息期），由心肌细胞膜上的 Na^+-K^+ 泵和 Na^+-Ca^{2+} 交换体完成，恢复膜内外各离子的浓度。

2. 论述心肌细胞的生理特性。

答：（1）自律性：心肌细胞在无外来刺激的情况下，能自动发生节律性兴奋的特性。窦房结是心脏的正常起搏点。（2）兴奋性：特点为有效不应期长，占整个收缩期加舒张早期，所以不会发生强直收缩。（3）传导性：特点是兴奋在心房和心室内传导较快，兴奋在房室交界传导较为缓慢，不会产生房室收缩的重叠，有利于心室的充盈和射血。（4）收缩性：特点有同步收缩；不会发生强直收缩；对细胞外 Ca^{2+} 的依赖性。

心肌细胞的这四大生理特性中，前 3 个为电生理特性，后 1 个为机械特性。

3. 论述动脉血压的形成机制及影响动脉血压的因素。

答：足够量的血液充盈血管是形成血压的前提；心脏射血和外周阻力是产生血压的基本条件；大动脉弹性在动脉血压形成中起重要的辅助作用。

影响动脉血压的因素有以下几方面（1）每搏输出量：每搏输出量增加时，收缩压升高较舒张压升高显著，脉压增大，故收缩压的高低主要反映每搏输出量的大小。（2）心率：心率增快时，由于舒张期短，舒张压升高，而脉压减小。（3）外周阻力：外周阻力增大，由于血流速度减慢，心舒末期潴留于大动脉的血量增多，因此舒张压明显升高，收缩压升高较少，脉压减小。故舒张压主要反映外周阻力的大小。（4）大动脉弹性：弹性好，收缩压不至过高，舒张压不至过低，维持一定的脉压。（5）循环血量与血管床容积相对关系：生理情况下，平均循环充盈压约为 7mmHg，在循环血量不变的情况下，血管容积加大则血压降低，反之则血压升高。如果在血管容积不变的情况下，循环血量增多则血压升高，反之则血压降低。

4. 实验中夹闭家兔一侧颈总动脉后，血压有何变化？论述其原理。

答：血压升高。夹闭一侧颈总动脉后，该侧颈动脉窦的血流量减少，牵张感受器受到的刺激减弱→沿窦神经和主动脉神经传入冲动↓→使心迷走中枢紧张性↓；心交感中枢和交感缩血管中枢的紧张性↑→通过心迷走神经纤维传出冲动↓，而心交感神经纤维传出冲动↑，使心率↑心肌收缩力↑，心输出量↑；同时，交感缩血管神经纤维传出冲动↑，使容量血管收缩，回心血量↑，心输出量↑；阻力血管收缩，外周阻力↑，心输出量和外周阻力的增加，使血压升高。

5. 论述肾上腺素和去甲肾上腺素对心血管的生理作用。

答：肾上腺素和去甲肾上腺素都能与肾上腺素受体结合而作用于心脏和血管。（1）肾上腺素：在心脏，其与 β_1 受体结合产生正性变时和变力作用，使心率增快，心肌收缩力增强，心输出量增加。对于血管，肾上腺素可使 α 受体占优势的皮肤、肾脏、胃肠道血管平滑肌收缩；对 β_2 受体占优势的骨骼肌和肝脏血管，小剂量肾上腺素常引起血管舒张，而大剂量时则引起血管收缩。（2）去甲肾上腺素：主要与血管平滑肌 α 受体结合，而和血管平滑肌 β_2 受体结合的能力较弱，故引起全身阻力血管收缩，动脉血压显著升高；去甲肾上腺素可直接兴奋心肌 β_1 受体，使心率加快，心肌收缩力增强；但在整体情况下，此作用常被去甲肾上腺素引起动脉血压升高而引起的压力感受性反射活动增强所致的心率减慢效应所掩盖。故临床上肾上腺素作为强心药，而去甲肾上腺素作为升压药。

（杜　联　黄　兰）

第五章 呼 吸

一、单项选择题

1. 肺通气是指（   ）
   - A. 肺与血液之间的气体交换
   - B. 外界环境与呼吸道间的气体交换
   - C. 肺与外环境之间的气体交换
   - D. 外界 O_2 进入肺的过程

2. 有关肺泡表面活性物质生理作用的叙述，正确的是（   ）
   - A. 增加肺泡表面张力
   - B. 降低肺的顺应性
   - C. 阻止血管内水分滤入肺泡
   - D. 增强肺的回缩力

3. 下列关于肺泡表面活性物质的叙述，错误的是（   ）
   - A. 由肺泡Ⅱ型上皮细胞合成和分泌
   - B. 主要成分是二棕榈酰卵磷脂
   - C. 减少时可引起肺弹性阻力增大
   - D. 增加时可引起肺弹性阻力增大

4. 肺通气的原动力来自（   ）
   - A. 呼吸肌运动
   - B. 气体分压差
   - C. 肺内压与大气压之差
   - D. 肺内压与胸内压之差

5. 肺通气的直接动力来自（   ）
   - A. 呼吸肌运动
   - B. 肺内压与大气压之差
   - C. 肺内压与胸内压之差
   - D. 气体的分压差

6. 肺换气的动力为（   ）
   - A. 呼吸运动
   - B. 呼吸膜两侧气体的分压差
   - C. 肺内压与大气压之差
   - D. 肺内压与胸内压之差

7. 有关平静呼吸的叙述，错误的是（   ）
   - A. 吸气时肋间外肌收缩
   - B. 吸气时膈肌收缩
   - C. 呼气时肋间内肌收缩
   - D. 呼气时胸廓自然回位

8. 胸膜腔内的压力等于（   ）
   - A. 大气压+肺内压
   - B. 大气压+肺回缩力
   - C. 大气压−肺回缩力
   - D. 大气压−非弹性阻力

9. 引起肺泡回缩的主要因素是（   ）
   - A. 支气管平滑肌收缩
   - B. 肺泡表面张力
   - C. 胸内负压
   - D. 大气压

10. 关于胸内压的叙述，正确的是（   ）
    - A. 胸膜腔内存在少量气体
    - B. 有利于胸腔内静脉血回流

C. 在呼吸过程中胸内压无变化　　　　D. 气胸时胸内压为负压

11. 维持胸内负压的前提条件是（　　　）

    A. 呼吸肌舒缩　　　　　　　　　　B. 胸膜腔密闭

    C. 呼吸道存在一定阻力　　　　　　D. 肺内压低于大气压

12. 时间肺活量的第 1 秒应为（　　　）

    A. 63%　　　　　　　　　　　　　B. 73%

    C. 83%　　　　　　　　　　　　　D. 93%

13. 平静呼吸时胸内压（　　　）

    A. 吸气时低于大气压，呼气时高于大气压

    B. 呼气时等于大气压

    C. 吸气和呼气均低于大气压

    D. 不随呼吸运动变化

14. 胸内负压形成的主要原因是（　　　）

    A. 肺回缩力　　　　　　　　　　　B. 肺泡表面张力

    C. 气道阻力　　　　　　　　　　　D. 吸气肌收缩

15. 肺泡通气量是指（　　　）

    A. 每次吸入或呼出的气量

    B. 每分钟进或出肺的气体总量

    C. 每分钟进入肺泡的新鲜气体量

    D. 用力吸入的气量

16. 肺活量等于（　　　）

    A. 潮气量+补呼气量　　　　　　　B. 潮气量+补吸气量

    C. 潮气量+补吸气量+补呼气量　　D. 潮气量+余气量

17. 肺的顺应性大表示（　　　）

    A. 肺弹性阻力小　　　　　　　　　B. 肺弹性阻力大

    C. 气道阻力小　　　　　　　　　　D. 气道阻力大

18. 有关肺顺应性的叙述，错误的是（　　　）

    A. 表示在外力作用下肺的可扩展性

    B. 容易扩张的肺，顺应性大

    C. 可用单位压力变化引起的容积变化来衡量

    D. 与肺弹性阻力成正变关系

19. 非弹性阻力主要成分是（　　　）

    A. 气道阻力　　　　　　　　　　　B. 肺泡表面张力

    C. 组织黏滞阻力　　　　　　　　　D. 肺回缩力

20. 下列哪一种情况下呼吸道口径增大（　　　）

    A. 交感神经兴奋　　　　　　　　　B. 副交感神经兴奋

    C. 组织胺释放　　　　　　　　　　D. 慢反应物质释放

21. 有关发绀的叙述，错误的是（　　　）

    A. 1L 血液中脱氧血红蛋白量达 50g 以上时，可出现发绀

B. CO 中毒时不出现发绀

C. 严重贫血都会出现发绀

D. 高原性红细胞增多症可出现发绀

22. 关于影响肺换气的因素，错误的是（　　）

    A. 气体扩散速率与呼吸膜厚度成反比

    B. 扩散速率与呼吸膜面积成正比

    C. 通气/血流值增大有利于换气

    D. 通气/血流值减小不利于换气

23. 下列哪项因素可引起氧解离曲线右移（　　）

    A. 体温升高　　　　　　　　　　B. 血液 pH 升高

    C. 血液 PCO_2 降低　　　　　　　D. 2，3-二磷酸甘油酸减少

24. 通气/血流值是指（　　）

    A. 每分肺通气量与每分肺血流量之比

    B. 每分肺泡通气量与每分肺血流量之比

    C. 每分最大通气量与每分肺血流量之比

    D. 肺活量与每分肺血流量之比

25. 氧解离曲线是（　　）

    A. PO_2 与血氧容量间关系的曲线　　B. PO_2 与血氧含量间关系的曲线

    C. PO_2 与血氧饱和度间关系的曲线　D. PO_2 与 PCO_2 间关系的曲线

26. 下列哪一因素不影响氧合血红蛋白的解离（　　）

    A. 血型　　　　　　　　　　　　B. 血中 PCO_2

    C. 血液 H^+ 浓度　　　　　　　　D. 血液温度

27. CO_2 在血液中运输的主要形式是（　　）

    A. 物理溶解　　　　　　　　　　B. H_2CO_3

    C. $NaHCO_3$　　　　　　　　　　D. HbNHCOOH

28. 生理情况下，血液中调节呼吸的最重要因素是（　　）

    A. CO_2　　　　　　　　　　　　B. $NaHCO_3$

    C. O_2　　　　　　　　　　　　　D. OH^-

29. 基本的呼吸节律产生于（　　）

    A. 脊髓　　　　　　　　　　　　B. 延髓

    C. 脑桥　　　　　　　　　　　　D. 大脑

30. CO_2 增强呼吸运动主要是通过刺激（　　）

    A. 中枢化学感受器　　　　　　　B. 外周化学感受器

    C. 延髓呼吸中枢　　　　　　　　D. 脑桥呼吸中枢

31. 缺氧兴奋呼吸的途径是通过刺激（　　）

    A. 外周化学感受器　　　　　　　B. 中枢化学感受器

    C. 延髓呼吸中枢　　　　　　　　D. 脑桥呼吸中枢

32. 中枢化学感受器位于（　　）

    A. 大脑皮层　　　　　　　　　　B. 延髓腹外侧部

  C. 脑桥   D. 下丘脑

33. 有关肺牵张反射的叙述，错误的是（ ）
  A. 是由肺扩张或缩小引起的反射   B. 又称黑-伯二氏反射
  C. 肺泡内存在牵张感受器   D. 家兔敏感性较高

34. 下列缺 O_2 对呼吸影响的叙述，正确的是（ ）
  A. 直接兴奋延髓呼吸中枢   B. 严重缺 O_2 时呼吸加深加快
  C. 主要通过中枢化学感受器   D. 轻度缺 O_2 时呼吸加深加快

35. 对通气/血流值的叙述，正确的是（ ）
  A. 正常值为 0.48
  B. 比值减小表示肺泡无效腔增大
  C. 比值增大表示功能性动-静脉短路增加
  D. 比值增大或减小都可导致缺 O_2 与 CO_2 潴留

36. 呼吸调整中枢位于（ ）
  A. 脊髓   B. 延髓
  C. 脑桥   D. 中脑

37. 用力吸气时下列哪种肌肉不参与收缩（ ）
  A. 肋间外肌   B. 肋间内肌
  C. 膈肌   D. 斜角肌、胸锁乳突肌

38. 下列哪项可降低气道阻力（ ）
  A. 交感神经兴奋   B. 组织胺
  C. 乙酰胆碱   D. 迷走神经兴奋

39. 下列哪项不是影响肺换气的因素（ ）
  A. 肺活量的大小   B. 气体的扩散系数
  C. 呼吸膜的面积和厚度   D. 通气/血流值

40. 有关气体扩散速率的叙述，错误的是（ ）
  A. 气体分压差愈大，扩散速率愈大   B. 气体溶解度愈大，扩散速率愈大
  C. 温度愈高，扩散速率愈大   D. 气体分子质量愈大，扩散速率愈大

41. 有关中枢化学感受器的叙述，正确的是（ ）
  A. 存在于下丘脑   B. 对脑脊液中 H^+ 浓度变化敏感
  C. 对血液中 2, 3-二磷酸甘油酸敏感 D. 对血液中 PO_2 变化敏感

42. 有关血液中 CO_2 对呼吸调节的叙述，错误的是（ ）
  A. CO_2 是调节呼吸最重要的生理性因素
  B. 血液中 CO_2 浓度过高可出现呼吸麻痹
  C. CO_2 兴奋呼吸的作用是通过刺激中枢化学感受器和外周化学感受器而实现的
  D. 刺激外周化学感受器的作用大于中枢化学感受器的作用

43. 关于用力呼气量的叙述，错误的是（ ）
  A. 指尽力吸气之后以最快的速度呼气，测量在第 1、第 2、第 3 秒末呼出的气量，分别占肺活量的百分数
  B. 第 1 秒用力呼气量是临床反映肺通气功能最常用的指标

    C. 正常人各为 63%、73%、83%

    D. 气道狭窄时减小

44. 下列哪项不是呼吸道的作用（　　）

    A. 对吸入气加温、湿润　　　　　　B. 对吸入气过滤、清洁

    C. 调节气道阻力　　　　　　　　　D. 分泌慢反应物质

45. 有关肺牵张反射的叙述，正确的是（　　）

    A. 参与正常成年人平静呼吸的调节　B. 其感受器分布在肺泡壁

    C. 反射的传入神经是交感神经　　　D. 反射的效应呈浅快呼吸

46. 影响气道阻力的主要因素是（　　）

    A. 气道口径　　　　　　　　　　　B. 气道长度

    C. 气流形式　　　　　　　　　　　D. 气流速度

47. 胸壁穿刺伤使胸膜腔与大气相通，将造成（　　）

    A. 胸膜腔压力高于大气压　　　　　B. 胸膜腔压力等于大气压

    C. 胸膜腔压力低于大气压　　　　　D. 肺明显扩张

48. 下列关于 CO 中毒的描述，错误的是（　　）

    A. Hb 与 CO 的亲和力比 O_2 大 250 倍

    B. Hb 与 CO 结合生成 HbCO

    C. CO 中毒后患者出现发绀的表现

    D. Hb 与 CO 结合后，Hb 失去携带 O_2 的能力

49. 肺泡表面活性物质减少将导致（　　）

    A. 肺难于扩张　　　　　　　　　　B. 肺弹性阻力减小

    C. 肺顺应性增大　　　　　　　　　D. 肺泡内液体表面张力降低

50. 有关肺通气阻力的叙述，哪项是错误的（　　）

    A. 肺通气阻力可分为弹性阻力和非弹性阻力

    B. 弹性阻力包括肺和胸廓的弹性阻力

    C. 非弹性阻力有气道阻力、惯性阻力和黏滞阻力

    D. 平静呼吸时非弹性阻力是主要因素，约占总阻力的 70%

51. 肺泡与肺毛细血管血液之间的气体交换是通过下列哪种结构实现的（　　）

    A. 肺泡膜

    B. 呼吸膜

    C. 肺泡上皮和毛细血管内皮

    D. 肺泡上皮、毛细血管内皮、内皮外基底膜

52. 外呼吸是指（　　）

    A. 肺通气+肺换气　　　　　　　　B. 机体与外界环境的气体交换

    C. 肺与外环境进行气体交换　　　　D. 肺泡与血液间进行气体交换

53. 关于无效腔和肺泡通气量的叙述，哪项是不正确的（　　）

    A. 生理无效腔等于肺泡无效腔与解剖无效腔之和

    B. 健康人平卧时的生理无效腔接近等于解剖无效腔

    C. 肺泡无效腔是由于血流在肺内分布不均所造成的

D. 肺泡通气量等于（潮气量−无效腔气量）/呼吸频率

54. 每分通气量和每分肺泡通气量之差等于（　　　）

A. 潮气量×呼吸频率　　　　　　B. 功能余气量×呼吸频率

C. 余气量×呼吸频率　　　　　　D. 无效腔气量×呼吸频率

55. 呼吸频率加倍，潮气量减半时，将使（　　　）

A. 肺泡通气量减少　　　　　　B. 肺泡通气量增加

C. 肺泡通气量不变　　　　　　D. 每分通气量减小

56. 关于 H⁺对呼吸的调节，下列叙述中哪一项是错误的（　　　）

A. 动脉血 H⁺浓度增加，呼吸加深加快

B. 主要通过刺激中枢化学感受器再反射性地加强呼吸

C. 刺激外周化学感受器，反射性地加强呼吸

D. 脑脊液中的 H⁺才是中枢化学感受器的最有效刺激

57. 对氨基甲酸血红蛋白的叙述，错误的是（　　　）

A. 它为血液中 CO_2 运输的一种形式

B. 它仅运送 CO_2 总量的 7%

C. 它的形成不需酶参与，反应迅速，而且可逆

D. 它运送 CO_2 的量虽少，但排出 CO_2 的效率却较高

58. 关于气道阻力的叙述，错误的是（　　　）

A. 它与气道半径的 2 次方成反比　　B. 它增大时，可出现呼吸困难

C. 气体流速与气道阻力呈正相关　　D. 上呼吸道是产生呼吸道阻力的主要部位

59. 使氧解离曲线左移的因素有（　　　）

A. 血液 PCO_2 升高　　　　　　B. 血液 pH 降低

C. 血液温度升高　　　　　　D. 红细胞内 2,3-二磷酸甘油酸减少

60. 平静呼气末，肺内气体量相当于（　　　）

A. 余气量　　　　　　　　　　B. 功能余气量

C. 肺总容量　　　　　　　　　D. 补呼气量

二、填空题

1. 呼吸的全过程包括_____、_____和_____三个互相联系并同时进行的环节。

2. 呼吸的生理意义主要是维持内环境中_____和_____含量的相对稳定。

3. 呼吸包括_____和_____两个过程。

4. 肺回缩力来自_____和_____。

5. 肺泡表面活性物质是由_____细胞分泌的，主要成分是_____。主要作用是_____肺泡表面张力,故有利于肺的_____,并能阻止_____液体滤入_____内。

6. 肺通气的原动力是_____，肺通气的直接动力是_____。

7. 肺泡表面活性物质减少时，肺回缩力_____，肺顺应性_____。

8. 平静吸气时，_____和_____收缩，使胸廓_____径、_____径和_____径增大，肺容积_____，肺内压_____大气压，空气入肺。

9. 平静吸气是一种_____过程，而平静呼气则是_____过程。

10. 主要由_____舒缩，使肋骨和胸骨运动而产生的呼吸运动，称为_____。主要由_____舒缩引起的呼吸运动，称为_____，正常人的呼吸大多是_____。

11. 肺通气的阻力有_____和_____两种。

12. 胸廓和肺扩张的难易程度可用_____表示，与弹性阻力呈_____关系。

13. 非弹性阻力的主要成分是_____。

14. 影响气道阻力的主要因素是_____，因气道阻力与气道的半径 4 次方成_____。

15. 迷走神经兴奋，释放_____，引起呼吸道平滑肌_____，使气道口径_____，气道阻力_____；交感神经兴奋，释放_____，引起呼吸道平滑肌_____使气道口径_____，气道阻力_____。

16. 胸内压是指_____内的压力。平静呼吸过程中，胸内压总是_____大气压。

17. 胸内负压是由_____形成的。其生理意义：①_____，②_____。

18. 一次最深吸气后尽力呼出的最大气量称为_____，其数值是_____、_____和_____之和。

19. 在一次最深吸气后，用力尽快呼气，计算第1、第2、第3秒末呼出气量占_____的百分数，称为时间肺活量。正常人第1秒末的数值约为_____。

20. 每分通气量等于_____和_____的乘积。

21. 生理无效腔包括_____和_____。

22. 肺泡通气量=_____。

23. 在气体交换的过程中，气体扩散的动力是气体的_____。

24. 通气/血流值是指_____和_____之间的比值。正常人安静时，通气/血流值为_____，比值减小，说明_____；比值增大，说明_____增大。

25. O_2 和 CO_2 在血液中的运输形式有_____和_____。O_2 的化学性结合形式是_____；CO_2 的化学结合形式是_____和_____。

26. 正常情况下，1L血液中脱氧血红蛋白的含量超过_____时，可出现发绀现象。

27. 血氧饱和度是指_____占_____的百分比。

28. 氧解离曲线是表示_____与_____关系的曲线。

29. 影响氧解离曲线的因素主要有_____、_____、_____和_____。氧解离曲线右移，说明血红蛋白与 O_2 亲和力_____。

30. 呼吸节律基本上来源于_____，脑桥存在能完善正常呼吸节律的_____中枢。

31. 肺牵张反射包括_____和_____两种反射。

32. 引起呼吸兴奋的化学感受器分为_____和_____两类。

33. 外周化学感受器位于_____和_____；中枢化学感受器位于_____。

34. 外周化学感受器感受血液中_____、_____和_____的改变而影响呼吸；中枢化学感受器对_____敏感。

35. 血液中 CO_2 可与 Hb 的_____结合而形成_____。

36. 血液 PCO_2 升高主要通过刺激_____，其次通过刺激_____反射引起呼吸增强；而血液 PO_2 降低完全是通过刺激_____反射引起呼吸增强，缺氧对呼吸的直接作用是_____；血液 H^+ 浓度高可_____呼吸运动，其作用途径主要是通过刺激_____。

三、名词解释题

1. 呼吸　2. 肺通气　3. 肺换气　4. 肺泡表面活性物质　5. 腹式呼吸　6. 胸式呼吸
7. 弹性阻力　8. 潮气量　9. 功能余气量　10. 余气量　11. 肺活量　12. 时间肺活量
13. 每分通气量　14. 肺泡通气量　15. 血氧容量　16. 通气/血流值　17. 血氧含量
18. 血氧饱和度　19. 氧解离曲线　20. 肺牵张反射

四、简答题

1. 何谓呼吸？呼吸的四个环节是什么？
2. 何谓肺泡表面活性物质？有何生理意义？
3. 何谓胸内负压？有何生理意义？
4. 简述影响肺换气的主要因素。
5. 影响氧解离曲线的因素主要有哪些？
6. 简述 O_2 和 CO_2 在血液中的运输形式。
7. 在一定范围内升高吸入气 PCO_2，呼吸运动有何变化？其机制是什么？
8. 血液中 H^+ 浓度升高，呼吸运动有何变化？其机制是什么？

五、论述题

1. 何谓氧解离曲线？试分析氧解离曲线的特点及生理意义。
2. 切断家兔颈部双侧迷走神经，呼吸运动有何变化？其机制是什么？
3. 试述机体缺氧时呼吸运动的变化及其作用机制。
4. 为什么深慢呼吸比浅快呼吸效率高？

参考答案

一、单项选择题

1.C　2.C　3.D　4.A　5.B　6.B　7.C　8.C　9.B　10.B　11.B　12.C　13.C
14.A　15.C　16.C　17.A　18.D　19.A　20.A　21.C　22.C　23.A　24.B
25.C　26.A　27.C　28.A　29.B　30.A　31.A　32.B　33.C　34.D　35.D
36.C　37.B　38.A　39.A　40.D　41.B　42.A　43.C　44.D　45.D　46.A
47.B　48.C　49.A　50.D　51.B　52.A　53.D　54.D　55.A　56.B　57.C
58.A　59.D　60.B

二、填空题

1. 外呼吸、气体在血液中的运输、内呼吸
2. O_2、CO_2
3. 肺通气、肺换气
4. 肺泡表面张力、肺弹性回缩力

5. 肺泡Ⅱ型上皮细胞、二棕榈酰卵磷脂、降低、通气、肺毛细血管、肺泡

6. 呼吸运动、大气压与肺内压的压力差

7. 增大、减小

8. 膈肌、肋间外肌、上下、前后、左右、增大、低于

9. 主动、被动

10. 肋间内肌、胸式呼吸、膈肌、腹式呼吸、混合式

11. 弹性阻力、非弹性阻力

12. 顺应性、反变

13. 气道阻力

14. 气管口径、反变

15. 乙酰胆碱、收缩、缩小、增大、去甲肾上腺素、舒张、扩大、减小

16. 胸膜腔、低于

17. 肺回缩力、维持肺扩张、促进静脉血和淋巴液的回流

18. 肺活量、潮气量、补吸气量、补呼气量。

19. 肺活量、80%

20. 潮气量、呼吸频率

21. 解剖无效腔、肺泡无效腔

22. （潮气量–无效腔气量）×呼吸频率

23. 分压差

24. 肺泡通气量、每分肺血流量、0.84、出现功能性动-静脉短路、肺泡无效腔

25. 物理溶解、化学结合、氧合血红蛋白、碳酸氢盐、氨基甲酰血红蛋白

26. 50g

27. 血氧含量、血氧容量

28. 血液氧分压、血氧饱和度

29. CO_2、H^+浓度、2，3-二磷酸甘油酸、温度、降低

30. 延髓、调节

31. 肺扩张反射、肺萎陷反射

32. 中枢化学感受器、外周化学感受器

33. 颈动脉体、主动脉体、延髓

34. PCO_2、PO_2、H^+浓度、脑脊液 H^+浓度

35. 氨基、氨基甲酰血红蛋白

36. 中枢化学感受器、外周化学感受器、外周化学感受器、抑制、加强、外周化学感受器

三、名词解释题

1. 呼吸　指机体与外环境之间的气体交换过程。

2. 肺通气　肺泡与外环境之间的气体交换。

3. 肺换气　肺泡与肺毛细血管之间的气体交换。

4. 肺泡表面活性物质　由肺泡Ⅱ型上皮细胞合成并分泌，主要成分是二棕榈酰卵磷

脂，分布于肺泡液-气界面，主要作用是降低肺泡表面张力。

5. 腹式呼吸　以膈肌舒缩为主，伴随腹壁明显起伏的呼吸运动。

6. 胸式呼吸　以肋间外肌舒缩为主，伴随胸壁明显起伏的呼吸运动。

7. 弹性阻力　指弹性组织在外力作用下变形时产生的对抗变形的力。

8. 潮气量　指每次吸入或呼出的气量。

9. 功能余气量　指平静呼气末存留于肺内的气量。

10. 余气量　指最大呼气末存留于肺内不能再呼出的气量。

11. 肺活量　指最大吸气后作最大呼气所呼出的气量。

12. 时间肺活量　指最大吸气后以最快速度用力呼气，在一定时间内所呼出的气量占肺活量的百分数。

13. 每分通气量　指每分钟吸入或呼出的气量，等于潮气量乘以呼吸频率。

14. 肺泡通气量　指每分钟吸入肺泡的新鲜空气量或每分钟能与血液进行气体交换的量。

15. 血氧容量　1L 血液能结合的最大 O_2 量。

16. 通气/血流值　每分肺泡通气量与每分肺血流量的比值。

17. 血氧含量　1L 血液实际结合的 O_2 量。

18. 血氧饱和度　血氧含量占血氧容量的百分比。

19. 氧解离曲线　血液 PO_2 与血氧饱和度关系的曲线。

20. 肺牵张反射　肺扩张或缩小而引起的呼吸抑制或兴奋。

四、简答题

1. 何谓呼吸？呼吸的四个环节是什么？

答：呼吸是指机体与外环境之间的气体交换，包括肺通气、肺换气、气体在血液中的运输、组织换气。

2. 何谓肺泡表面活性物质？有何生理意义？

答：由肺泡 Ⅱ 型上皮细胞合成并分泌，主要成分是二棕榈酰卵磷脂，分布在肺泡内表面液-气界面，主要生理意义有：降低肺泡表面张力；维持大小肺泡容积的稳定性；维持肺组织的扩张；减少表面张力对肺毛细血管中液体的吸引，防止肺水肿。

3. 何谓胸内负压？有何生理意义？

答：胸膜腔内压力通常比大气压低，称为胸内负压。生理意义：维持肺的扩张；促进静脉血和淋巴液的回流。

4. 简述影响肺换气的主要因素。

答：气体分压差；气体的扩散系数；呼吸膜的厚度和面积；通气/血流值。

5. 影响氧解离曲线的因素主要有哪些？

答：PCO_2，H^+浓度，温度，2，3-二磷酸甘油酸。

6. 简述 O_2 和 CO_2 在血液中的运输形式。

答：O_2 的运输形式：物理溶解（1.5%）；化学结合（98.5%），氧合血红蛋白。

CO_2 的运输形式：物理溶解（5%）；化学结合（95%），碳酸氢盐（88%）和氨基甲酸血红蛋白（7%）。

7. 在一定范围内升高吸入气 PCO_2，呼吸运动有何变化？其机制是什么？

答：加深加快。一是兴奋外周化学感受器，冲动经窦神经和迷走神经传入延髓，兴奋呼吸中枢；二是通过增加脑脊液 H^+ 浓度，刺激中枢化学感受器，再兴奋呼吸中枢。以第二条途径为主要作用。

8. 血液中 H^+ 浓度升高，呼吸运动有何变化？其机制是什么？

答：加深加快。主要通过刺激外周化学感受器兴奋呼吸中枢。

五、论述题

1. 何谓氧解离曲线？试分析氧解离曲线的特点及生理意义。

答：氧解离曲线是表示 PO_2 和血氧饱和度之间关系的曲线。曲线可分为上、中、下三段：上段（60～100mmHg），是 Hb 与 O_2 结合的部分，特点是曲线比较平坦，表明在这段范围内 PO_2 变化对血氧饱和度影响不大，生理意义是在吸入气或肺泡气 PO_2 有所下降的情况下，只要 PO_2 不低于 60mmHg，血氧饱和度仍能保持在 90%以上，具有较高的载氧能力；中段（60～40mmHg），是 HbO_2 释放 O_2 的部分，特点是曲线较陡，表示在这段范围内 PO_2 稍有下降，血氧饱和度下降较大，生理意义是血液在流经组织时可释放较多 O_2，保证安静状态下组织代谢的需 O_2 量；下段（40～15mmHg），特点是曲线最陡，表示 PO_2 稍有下降，血氧饱和度就极大地下降，生理意义是满足组织活动加强时的需 O_2 量。

2. 切断家兔颈部双侧迷走神经，呼吸运动有何变化？其机制是什么？

答：呼吸呈深慢变化。迷走神经是肺牵张反射的传入纤维，吸气时肺扩张，冲动经迷走神经上传呼吸中枢，使吸气中断，转为呼气。切断两侧迷走神经后，中断了肺牵张反射的传入通路，吸气延长，呼吸加深，频率减慢。

3. 试述机体缺氧时呼吸运动的变化及其作用机制。

答：机体缺氧时，一方面可兴奋外周化学感受器，反射性兴奋呼吸中枢，使呼吸加深加快；另一方面，可直接抑制呼吸中枢，使呼吸减弱。轻度缺氧，兴奋作用大于抑制作用，呼吸加深加快；严重缺氧，抑制作用大于兴奋作用，呼吸减弱甚至抑制。

4. 为什么深慢呼吸比浅快呼吸效率高？

答：从气体交换的角度考虑，真正有效的通气量是肺泡通气量，等于（潮气量–无效腔气量）×呼吸频率。若潮气量减半而呼吸频率加倍（浅快呼吸），或呼吸频率减半而潮气量加倍（深慢呼吸），每分通气量变化不大，但肺泡通气量变化很大，浅快呼吸的肺泡通气量比深慢呼吸的肺泡通气量小。因此，深慢呼吸比浅快呼吸的效率高。

（李　丹　谢怡敏）

第六章 消化和吸收

一、单项选择题

1. 覆盖在胃黏膜表面的黏液层，可与黏膜上皮细胞分泌的下列哪种离子构成屏障，以阻挡胃腔内 H^+ 与胃壁接触（   ）

    A. Na^+ B. HCO_3^-

    C. K^+ D. Ca^{2+}

2. 胆囊的主要功能是（   ）

    A. 分泌胆汁   B. 储存和浓缩胆汁

    C. 分泌胆红素   D. 分泌缩胆囊素

3. 胆汁的主要作用是（   ）

    A. 激活胰蛋白酶   B. 促进脂肪消化与吸收

    C. 促进淀粉水解   D. 中和胃酸

4. 胆汁中参与消化作用的主要成分是（   ）

    A. 胆色素   B. 胆固醇

    C. 胆盐   D. 脂肪酸

5. 关于消化器官神经支配的叙述，正确的是（   ）

    A. 交感神经节后纤维释放乙酰胆碱

    B. 所有副交感神经节后纤维均以乙酰胆碱为递质

    C. 去除外来神经后，仍能完成局部反射

    D. 外来神经对内在神经无调节作用

6. 消化腺的分泌过程不包括下列哪一步骤（   ）

    A. 腺细胞从血液中摄取原料   B. 在腺细胞内合成分泌物

    C. 分泌物的排出需某些刺激因素   D. 分泌物经血液运输到消化道

7. 迷走神经兴奋时不引起（   ）

    A. 胃平滑肌收缩   B. 肠道平滑肌收缩

    C. 胃液分泌增加   D. 胃肠道括约肌收缩

8. 人唾液中除含有唾液淀粉酶外，还含有（   ）

    A. 凝乳酶   B. 麦芽糖酶

    C. 溶菌酶   D. 蛋白水解酶

9. 关于唾液的生理作用，下列哪项是错误的（   ）

    A. 可湿润食物，使食物便于吞咽   B. 可使淀粉分解为麦芽糖

　　C. 可冲淡、中和进入口腔的有害物质　D. 可使蛋白质初步分解

10. 下列关于消化道平滑生理特性的叙述，错误的是（　　　）

　　A. 兴奋性高　　　　　　　　　　　B. 有自动节律性

　　C. 有一定紧张性　　　　　　　　　D. 能适应实际需要作较大伸展

11. 关于紧张性收缩的叙述，下面哪一项是错误的（　　　）

　　A. 是胃肠共有的运动形式

　　B. 有助于消化道保持正常的形态和位置

　　C. 是消化道其他运动形式有效进行的基础

　　D. 当紧张性收缩减弱时，食物吸收加快

12. 胃的容受性舒张是通过下列哪种途径实现的（　　　）

　　A. 交感神经

　　B. 迷走神经末梢释放的乙酰胆碱

　　C. 迷走神经末梢释放的血管活性肠肽

　　D. 壁内神经释放的生长抑素

13. 下述关于胃肠激素的描述，哪一项是错误的（　　　）

　　A. 由散在于黏膜层的内分泌细胞分泌

　　B. 均为肽类激素

　　C. 仅存在于胃肠道

　　D. 可调节消化道的运动和消化腺的分泌

14. 下列哪一个激素不属于胃肠激素（　　　）

　　A. 促胃液素　　　　　　　　　　　B. 缩胆囊素

　　C. 肾上腺素　　　　　　　　　　　D. 促胰液素

15. 关于消化道运动作用的描述，哪项是错误的（　　　）

　　A. 磨碎食物　　　　　　　　　　　B. 使食物与消化液充分混合

　　C. 使食物大分子水解成小分子　　　D. 向消化道远端推送食物

16. 关于胃酸的生理作用，下列哪项是错误的（　　　）

　　A. 能激活胃蛋白酶原，供给胃蛋白酶所需的酸性环境

　　B. 可使食物中的蛋白质变性易于分解

　　C. 可杀死随食物进入胃内的细菌

　　D. 可促进维生素 B_{12} 的吸收

17. 关于胃液分泌的叙述，下列哪项是错误的（　　　）

　　A. 壁细胞分泌盐酸　　　　　　　　B. 幽门腺分泌黏液

　　C. 主细胞分泌胃蛋白酶　　　　　　D. 壁细胞分泌内因子

18. 关于胃排空的叙述，下列哪一项不正确（　　　）

　　A. 胃的蠕动是胃排空的动力　　　　B. 混合性食物在进餐后 4～6h 完全排空

　　C. 液体食物排空速度快于固体食物　D. 糖类食物排空最快，蛋白质最慢

19. 关于胃的蠕动，下列哪一项是正确的（　　　）

　　A. 空腹时基本不发生

　　B. 起始于胃底部

C. 蠕动波向胃底和幽门两个方向传播

D. 发生频率约为 12 次/min

20. 下列哪一种因素可抑制胃排空（　　　）

    A. 食物对胃的扩张刺激   B. 迷走神经兴奋释放乙酰胆碱

    C. G 细胞释放胃泌素增多   D. 肠-胃反射增强

21. 促胃液素不具有下列哪项作用（　　　）

    A. 促进胃酸分泌   B. 促进胃蛋白酶原分泌

    C. 抑制胆囊收缩   D. 促进胃的蠕动

22. 下列哪一种因素促进胃的排空（　　　）

    A. 胃内的氨基酸和肽浓度升高   B. 十二指肠内的酸刺激

    C. 十二指肠内的脂肪浓度升高   D. 十二指肠内渗透压升高

23. 可破坏胃黏膜屏障的物质是（　　　）

    A. 乙醇   B. 0.9% NaCl

    C. 盐皮质激素   D. 蛋白胨

24. 消化道平滑肌对下列哪种刺激不敏感（　　　）

    A. 化学物质   B. 电

    C. 温度   D. 牵拉

25. 胃蛋白酶原转变为胃蛋白酶的激活物是（　　　）

    A. Cl^- B. HCl

    C. Na^+ D. K^+

26. 排便反射的初级中枢位于（　　　）

    A. 脊髓胸段   B. 脊髓腰骶段

    C. 延髓   D. 脑桥及中脑

27. 下列哪种物质不刺激胃酸分泌（　　　）

    A. 促胃液素   B. 生长抑素

    C. 组胺   D. 糖皮质激素

28. 胃肠内容物通过消化道时，在下列哪一部分停留时间最长（　　　）

    A. 胃   B. 小肠

    C. 大肠   D. 口腔

29. 下列关于胃酸分泌的描述，哪项是错误的（　　　）

    A. 由主细胞分泌

    B. 分泌过程是耗能过程

    C. 质子泵在 H^+ 分泌中起关键作用

    D. H^+ 的分泌与 K^+ 的细胞内转运相耦联

30. 胆汁具有的生理作用不包括（　　　）

    A. 增强脂肪酶的活性   B. 乳化脂肪

    C. 促进脂肪酸的吸收   D. 促进脂溶性维生素吸收

31. 由胃排空的速度最慢的物质是（　　　）

    A. 糖类   B. 蛋白质

C. 脂肪   D. 糖、蛋白质和脂肪的混合物

32. 消化力最强的消化液是（　　）
    A. 小肠液   B. 胃液
    C. 胆汁   D. 胰液

33. 胃酸分泌减少时，促胰液素的分泌（　　）
    A. 减少   B. 增多
    C. 不变   D. 先减少，后增多

34. 下列哪一项不是促胰液素的作用（　　）
    A. 促进胃酸分泌   B. 促进胰液中水和 HCO_3^- 的大量分泌
    C. 促进肝细胞分泌胆汁   D. 促进小肠液的分泌

35. 使胰蛋白酶原活化的最重要物质是（　　）
    A. 糜蛋白酶   B. 胰蛋白酶本身
    C. 肠致活酶   D. 盐酸

36. 关于胰液分泌的调节，下列哪项是错误的（　　）
    A. 食物是兴奋胰腺分泌的自然因素
    B. 在非消化期，胰液基本不分泌
    C. 胰腺分泌受神经体液调节的双重支配，而以神经调节为主
    D. 迷走神经兴奋时，促进胰液分泌

37. 下列哪项不能刺激胃酸分泌（　　）
    A. 促胰液素   B. 乙酰胆碱
    C. 组胺   D. 促胃液素

38. 下列哪项因素不引起促胃液素分泌（　　）
    A. 刺激迷走神经   B. 肉汤灌注幽门部黏膜
    C. 扩张刺激幽门部黏膜   D. 盐酸灌注幽门部黏膜

39. 关于促胃液素对胃作用的叙述，下列哪项是错误的（　　）
    A. 刺激壁细胞分泌大量盐酸   B. 促进胃的运动
    C. 促进胃黏液细胞分泌大量黏液   D. 刺激主细胞分泌胃蛋白酶原

40. 关于人胰液的叙述，下列哪项是错误的（　　）
    A. 胰液的 pH 约为 8   B. 胰液中含有羧基肽酶
    C. 胰液中碳酸氢钠含量高   D. 胰液的分泌以神经调节为主

41. 使糜蛋白酶原活化的物质是（　　）
    A. 糜蛋白酶自身   B. 胰蛋白酶
    C. 肠致活酶   D. 盐酸

42. 对蛋白质消化力最强的消化液是（　　）
    A. 唾液   B. 胃液
    C. 胰液   D. 小肠液

43. 胰液中不含（　　）
    A. HCO_3^- B. 胰蛋白酶原
    C. 糜蛋白酶原   D. 肠致活酶

44. 关于胰腺分泌 HCO_3^- 的叙述，哪一项是错误的（　　）
    A. 由胰腺内小导管上皮细胞分泌
    B. 缩胆囊素可引起其大量分泌
    C. 可防止盐酸对十二指肠黏膜的侵蚀
    D. 可为胰酶提供适宜的作用环境

45. 下列哪种物质不促进胰腺分泌（　　）
    A. 乙酰胆碱　　　　　　　　　B. 促胰液素
    C. 促胃液素　　　　　　　　　D. 肾上腺素和去甲肾上腺素

46. 必须与胃内分泌的内因子结合成一个大分子复合物，方可被吸收的维生素是（　　）
    A. 维生素 B_1　　　　　　　　B. 维生素 K
    C. 维生素 B_{12}　　　　　　　D. 维生素 C

47. 胃中能被吸收的物质是（　　）
    A. 蛋白质的消化产物　　　　　B. 水和乙醇
    C. 无机盐　　　　　　　　　　D. 维生素 C

48. 关于脂肪的消化和吸收，下列叙述哪项正确（　　）
    A. 胆盐能使脂肪水解
    B. 胆汁中含有脂肪酶，因而能分解脂肪
    C. 小肠内的脂肪小滴就是乳糜微粒
    D. 脂肪分解产物长链脂肪酸被吸收入肠上皮细胞后，重新合成三酰甘油，然后形成乳糜微粒转运至乳糜管

49. 糖类、蛋白质和脂肪的消化产物大部分被吸收的部位是（　　）
    A. 十二指肠　　　　　　　　　B. 十二指肠、空肠和回肠
    C. 空肠和回肠　　　　　　　　D. 十二指肠和空肠

50. 下列哪项不是小肠的运动形式（　　）
    A. 容受性舒张　　　　　　　　B. 紧张性收缩
    C. 蠕动　　　　　　　　　　　D. 分节运动

二、填空题

1. 食物的消化有_____和_____两种形式。
2. 消化道平滑肌与骨骼肌相比较，兴奋性_____，收缩_____。
3. 消化器官的绝大部分都受_____神经和_____神经双重支配。
4. 支配消化器官的副交感神经主要是_____神经。其兴奋可使胃肠运动_____，胆囊_____，括约肌_____，消化腺分泌_____。
5. 胃肠道的内在神经丛由_____神经丛和_____神经丛组成。
6. 胃肠道黏膜内的内分泌细胞分泌的激素，称为_____。
7. 促胃液素的主要生理作用是：促进胃液_____；使胃窦_____；促进胰岛素_____。
8. 引起促胃液素释放的主要化学因素是在小肠上部和幽门的_____和_____。
9. 促胰液素的主要生理作用有：促进_____和_____中 HCO_3^- 的分泌。

10. 引起促胰液素释放的主要因素是_____。

11. 缩胆囊素的主要生理作用包括引起_____收缩。

12. 引起缩胆囊素释放的最强刺激因素是小肠上部的_____。

13. 内因子是胃腺_____细胞分泌的，其化学本质是_____，它能保护和促进_____的吸收。

14. 可使胃蛋白酶原激活的物质是_____和_____。

15. 胃运动形式有_____、_____和_____。

16. 胰腺导管细胞分泌_____和_____；胰腺腺泡细胞分泌_____。

17. 迷走神经兴奋引起胰液分泌的特点是：_____和_____含量很少，而_____的含量较丰富。

18. 促进胰液分泌的体液因素主要有_____、_____和_____。

19. 胆汁的主要作用是通过_____来实现的，其主要作用包括_____、_____。

20. 小肠运动的形式有_____、_____、_____。

三、名词解释题

1. 消化 2. 吸收 3. 机械性消化 4. 化学性消化 5. 胃肠激素 6. 容受性舒张
7. 胃排空 8. 胆盐的肠肝循环 9. 内在神经丛 10. 黏液-碳酸氢盐屏障

四、简答题

1. 简述消化道平滑肌的一般生理特性有哪些。
2. 简述消化道和消化腺的外来神经支配及它们的作用。
3. 简述胃的运动形式有哪几种。
4. 简述小肠有哪几种运动形式，各有何生理意义。
5. 简述胆汁的成分及其在消化中的作用。
6. 为什么小肠是营养物质的主要吸收部位？
7. 简述糖类、脂肪、蛋白质的吸收途径。

五、论述题

1. 论述胃液的主要成分及作用。
2. 论述胰液的主要成分及作用。
3. 论述支配消化器官的神经及其作用。

参考答案

一、单项选择题

1. B 2. B 3. B 4. C 5. C 6. D 7. D 8. C 9. D 10. A 11. D 12. C
13. C 14. C 15. C 16. D 17. C 18. D 19. A 20. D 21. C 22. A 23. A
24. B 25. B 26. B 27. B 28. B 29. A 30. A 31. C 32. D 33. A 34. A

35. C　36. C　37. A　38. D　39. C　40. D　41. B　42. C　43. D　44. B　45. D
46. C　47. B　48. D　49. B　50. A

二、填空题

1. 机械性消化、化学性消化
2. 较低、缓慢
3. 交感、副交感
4. 迷走、加强、收缩、舒张、增多
5. 肌间、黏膜下
6. 胃肠激素
7. 分泌、收缩、释放
8. 蛋白质消化产物、乙酰胆碱
9. 胆汁、胰液
10. 盐酸
11. 胆囊
12. 蛋白质消化产物
13. 壁、糖蛋白、维生素 B_{12}
14. 胃酸（HCl）、胃蛋白酶
15. 容受性舒张、紧张性收缩、蠕动
16. 水、HCO_3^-、消化酶
17. 水、HCO_3^-、消化酶
18. 促胰液素、缩胆囊素、促胃液素
19. 胆盐、乳化脂肪、促进脂肪酸及脂溶性维生素的吸收
20. 分节运动、紧张性收缩、蠕动

三、名词解释题

1. 消化　食物在消化道内被分解为可吸收小分子物质的过程。
2. 吸收　食物被消化后的小分子物质通过消化道黏膜进入血液和淋巴的过程。
3. 机械性消化　通过消化道肌肉运动，将食物磨碎，使之与消化液混合，并不断向消化道远端推送。
4. 化学性消化　通过消化液中消化酶的作用，将食物分解为小分子物质的过程。
5. 胃肠激素　胃肠道黏膜内的内分泌细胞分泌的激素。
6. 容受性舒张　当吞咽食物时，食物刺激咽、食管、胃壁牵张感受器，反射性引起胃底和胃体部肌肉松弛。
7. 胃排空　胃内容物进入十二指肠的过程。
8. 胆盐的肠肝循环　肝细胞分泌的胆盐排入小肠后，绝大部分由回肠末端吸收，经门静脉回肝脏的过程。
9. 内在神经丛　指从食管中段到肛门的消化道壁内神经分布。它由肌间神经丛和黏膜下神经丛组成。

10. 黏液-碳酸氢盐屏障 是胃黏液与 HCO_3^- 结合在一起所形成的屏障。

四、简答题

1. 简述消化道平滑肌的一般生理特性有哪些。

答：①对化学、机械牵张和温度刺激较敏感；②紧张性收缩；③自动节律性运动；④伸展性；⑤兴奋性低，收缩缓慢。

2. 简述消化道和消化腺的外来神经支配及它们的作用。

答：支配消化道和消化腺的外来神经包括交感神经和副交感神经。交感神经发自脊髓胸 5 至腰 2 段的侧角，节前纤维在腹腔神经节和肠系膜神经节更换神经元后，发出的节后肾上腺素能纤维主要终止于肠神经系统壁内神经丛中的胆碱能神经元，抑制其释放 ACh；少量交感节后纤维终止于胃肠道平滑肌、血管平滑肌和胃肠道腺体。支配消化道的副交感神经纤维，除了支配口腔及咽部的少量纤维外，主要走行在迷走神经和盆神经中。迷走神经纤维分布在至横结肠及其以上的消化道，盆神经纤维分布在至降结肠及其以下的消化道。副交感神经的节前纤维在进入消化道壁后，主要与肌间神经丛和黏膜下神经丛的神经元形成突触，发出节后纤维支配胃肠平滑肌、血管平滑肌及分泌细胞。副交感节后纤维主要是胆碱能纤维，少量为非胆碱能、非肾上腺素能纤维。

3. 简述胃的运动形式有哪几种。

答：①容受性舒张；②紧张性收缩；③蠕动。

4. 简述小肠有哪几种运动形式，各有何生理意义。

答：（1）紧张性收缩，是其他运动的基础。（2）分节运动。意义：①使食糜与消化液充分混合；②使食糜与肠黏膜紧密接触；③挤压肠壁有助于血液和淋巴回流。（3）蠕动，把经过分节运动的食糜向前推进一步。

5. 简述胆汁的成分及其在消化中的作用。

答：胆汁的成分有胆盐（或胆汁酸）、胆色素、胆固醇、脂肪酸、卵磷脂及血浆中所有的无机盐等。胆汁的作用主要是由于胆盐的作用，胆盐、胆固醇和卵磷脂等都可作为乳化剂，降低脂肪的表面张力，乳化脂肪，脂肪乳化成微滴后，分散于水溶液中，便增加了胰脂肪酶的作用面积，从而促进了脂肪的消化；胆盐还可聚合形成微胶粒，脂肪酸、脂溶性维生素等可渗入微胶粒内部，形成水溶性混合微胶粒，促进脂肪酸等的吸收；胆盐的肠肝循环可直接刺激肝细胞，促进胆汁的分泌，称利胆作用，临床常作为利胆剂。总之胆汁对脂肪的消化和吸收具有重要意义。

6. 为什么小肠是营养物质的主要吸收部位？

答：①小肠中食物已被消化为适于吸收的小分子物质；②食物在小肠内停留时间较长，为 3～8h；③小肠有巨大的吸收面积；④小肠绒毛含丰富的毛细血管与淋巴管。

7. 简述糖类、脂肪、蛋白质的吸收途径。

答：（1）糖类的吸收途径：糖类须分解为单糖才能被小肠上皮细胞吸收入血；不同的单糖吸收速率不同，葡萄糖和半乳糖＞果糖＞甘露糖；单糖的吸收是耗能的主动过程，动力来自 Na^+ 泵的主动转运产生的 Na^+ 的势能，并借助协同转运体，与 Na^+ 同时转运入细胞内，进入细胞内的 Na^+ 迅速被 Na^+ 泵逆浓度差转运出细胞，进入细胞内的葡萄糖在浓度增高超过血液内葡萄糖浓度时，则以易化扩散方式通过细胞的基底侧膜吸收入血。（2）脂肪的吸收途径：脂类的水解产物，如脂肪酸、甘油一酯和胆固醇等，都不溶解于水。它们与胆汁中的胆盐形成水溶性混合微胶粒后，才能通过小肠黏膜表面的静水层而到达微绒毛上，在该处脂肪酸、甘油一酯等从混合微胶粒中释出，顺着浓度差扩散入胞内，而胆盐则被遗留于肠腔内，进入小肠上皮细胞的脂肪酸、甘油一酯等在细胞内滑面内质网再形成三酰甘油、胆固醇酯及卵磷脂，进而与细胞内合成的载脂蛋白结合形成乳糜微粒，乳糜微粒在高尔基复合体包装成分泌颗粒，从肠上皮细胞基底侧膜以胞吞方式进入乳糜管，通过淋巴途径吸收。（3）蛋白质的吸收途径：食物的蛋白质经消化分解为氨基酸后，几乎全部被小肠吸收。与单糖的吸收相似，氨基酸的吸收也是通过与钠耦联的继发性主动转运完成，氨基酸吸收的路径几乎完全是经血液途径。许多二肽和三肽也可被小肠上皮细胞完整地吸收；进入细胞内的二肽和三肽，可被细胞内的二肽酶和三肽酶分解为氨基酸，再进入血液循环。

五、论述题

1. 论述胃液的主要成分及作用。

答：胃液的主要成分包括：H_2O、盐酸、胃蛋白酶原、黏液（黏蛋白）、内因子等。

1）H_2O 的作用：稀释食物使其渗透压变为等渗或低渗，有利于吸收。

2）盐酸的作用：①可杀死随食物进入胃内的细菌，因而对维持胃和小肠内的无菌状态具有重要意义。②激活胃蛋白酶原，使之转变为有活性的胃蛋白酶，并为胃蛋白酶作用提供必要的酸性环境。③盐酸进入小肠后，可以引起促胰液素的释放，从而促进胰液、胆汁和小肠液的分泌。④盐酸所造成的酸性环境，还有助于小肠对铁和钙的吸收。

3）胃蛋白酶原的作用：被 HCl 激活成胃蛋白酶后可分解蛋白质，主要分解产物是长链多肽、寡肽及少量氨基酸。

4）黏液（黏蛋白）的作用：黏液与胃黏膜上皮细胞分泌的少量碳酸氢盐共同构筑成黏液-碳酸氢盐屏障，以抵抗胃酸和胃蛋白酶的侵蚀，对胃黏膜具有保护作用。

5）内因子的作用：内因子可与食物中的维生素 B_{12} 结合，形成复合物，保护维生素 B_{12} 不被小肠内水解酶破坏；当复合物移行至回肠，可与远端回肠黏膜的特殊受体结合，从而促进回肠上皮吸收维生素 B_{12}。

2. 论述胰液的主要成分及作用。

答：胰液中主要成分有 H_2O、HCO_3^- 和酶类。（1）H_2O 的作用：稀释食物使其渗透压变为等渗或低渗，有利于吸收。（2）HCO_3^- 的作用：HCO_3^- 是由胰腺内的小导管管壁细胞分泌。HCO_3^- 的作用包括：① 中和进入十二指肠的盐酸，防止盐酸对肠黏膜的侵蚀；②为小肠内的多种消化酶提供最适的 pH 环境（pH7～8）。（3）酶类：由胰腺的腺泡细胞分泌。①胰蛋白酶原和糜蛋白酶原：二者均无活性，但进入十二指肠后，被肠致活酶激活为胰蛋白酶和糜蛋白酶，它们的作用相似，将蛋白质分解为氨基酸和多肽。②胰淀粉酶：可将淀粉水解为麦芽糖，它的作用较唾液淀粉酶强。③胰脂肪酶：可将甘油三酯水解为脂肪酸、甘油和甘油一酯。④核酸酶：可水解 DNA 和 RNA。

3. 论述支配消化器官的神经及其作用。

答：支配消化器官的神经有外来神经-自主神经，包括交感神经、副交感神经双重神经支配及位于胃肠壁内的肠神经系统（ENS）支配。（1）外来神经主要通过以下几条途径影响胃肠活动：①通过节后肾上腺素能纤维终止于胃肠壁内神经丛；②通过肾上腺素能纤维分布于胃肠平滑肌；③通过肾上腺素能缩血管纤维分布至血管平滑肌；④通过节后胆碱能纤维和肾上腺素能纤维支配消化系统的外分泌腺；⑤通过肾上腺髓质释放肾上腺素和去甲肾上腺素影响消化活动。一般情况下交感神经兴奋时发挥的功能作用是抑制胃肠活动，减少腺体分泌。副交感神经通过迷走神经和盆神经支配胃肠组织，副交感神经节后纤维多数是兴奋性胆碱能纤维，其兴奋通常引起胃肠运动增强、腺体分泌增加，少数是抑制性纤维，而在这些抑制性纤维中，它们的末梢释放的递质可能是肽类物质，因而被称为肽能神经，如胃的容受性舒张可能是迷走神经兴奋释放血管活性肠肽（VIP）所致。（2）肠神经系统位于胃肠壁内，具有独立完整的结构，含有感觉神经元、中间神经元和支配效应器的运动和分泌神经元。食物对消化道壁的机械或化学刺激，可不通过中枢神经而仅通过壁内神经丛局部反射，引起消化道运动和腺体分泌，正常时壁内神经丛还接受外来神经的支配。

（王　蛟　冯雪桦）

第七章　能量代谢与体温

一、单项选择题

1. 正常人的直肠温度、腋窝温度和口腔温度的高低应当是（　　　）
    A. 口腔温度＞腋窝温度＞直肠温度　　　B. 直肠温度＞口腔温度＞腋窝温度
    C. 直肠温度＞腋窝温度＞口腔温度　　　D. 腋窝温度＞口腔温度＞直肠温度

2. 人体体温昼夜节律变化中，体温最低的时间是（　　　）
    A. 上午 8～10 时　　　　　　　　　　　B. 下午 3～4 时
    C. 清晨 2～6 时　　　　　　　　　　　D. 夜间 10～12 时

3. 女性月经期中，体温最低的时间是（　　　）
    A. 行经期　　　　　　　　　　　　　　B. 排卵前
    C. 排卵后　　　　　　　　　　　　　　D. 排卵日

4. 人体腋下温度正常值是（　　　）
    A. 36.0～37.4℃　　　　　　　　　　　B. 36.7～37.7℃
    C. 36.9～37.9℃　　　　　　　　　　　D. 37.5～37.6℃

5. 影响能量代谢最重要的因素是（　　　）
    A. 环境温度　　　　　　　　　　　　　B. 进食
    C. 精神、情绪　　　　　　　　　　　　D. 肌肉活动

6. 劳动或运动时，机体主要产热器官是（　　　）
    A. 肝脏　　　　　　　　　　　　　　　B. 脑
    C. 心脏　　　　　　　　　　　　　　　D. 肌肉

7. 当环境温度等于或超过体温时，机体的主要散热方式是（　　　）
    A. 辐射　　　　　　　　　　　　　　　B. 传导和对流
    C. 发汗蒸发　　　　　　　　　　　　　D. 不显性发汗

8. 给高热患者使用乙醇擦浴是（　　　）
    A. 增加辐射散热　　　　　　　　　　　B. 增加传导散热
    C. 增加蒸发散热　　　　　　　　　　　D. 增加对流散热

9. 给高热患者使用冰帽或冰袋的作用是（　　　）
    A. 增加辐射散热　　　　　　　　　　　B. 增加传导散热
    C. 增加蒸发散热　　　　　　　　　　　D. 增加对流散热

10. 中枢温度敏感神经元较多的部位在（　　　）
    A. 视前区-下丘脑前部　　　　　　　　B. 下丘脑后部

C. 大脑皮层运动区   D. 脑干网状结构

11. 决定体温调定点的部位在（　　　）

    A. 下丘脑   B. 大脑皮层

    C. 下丘脑后部   D. 视前区-下丘脑前部

12. 人体感受外界环境温度降低刺激的主要感受器是（　　　）

    A. 中枢冷敏神经元   B. 皮肤热感受器

    C. 中枢热敏神经元   D. 皮肤冷感受器

13. 当环境温度高于 30℃时，人体基础代谢率的变化是（　　　）

    A. 降低   B. 升高

    C. 先升高后降低   D. 不变

14. 食物特殊动力效应最高的物质是（　　　）

    A. 糖类   B. 脂肪

    C. 蛋白质   D. 混合食物

15. 当下丘脑温度升高时，热敏神经元放电频率的变化是（　　　）

    A. 减少   B. 不变

    C. 增加   D. 先增加后减少

16. 下列哪种物质，既是重要的储能物质，又是直接的供能物质（　　　）

    A. 腺苷二磷酸   B. 腺苷三磷酸

    C. 磷酸肌酸   D. 葡萄糖

17. 以每平方米体表面积的产热量来衡量，下述哪项不是影响能量代谢的因素（　　　）

    A. 体重   B. 环境温度

    C. 蒸发散热   D. 精神紧张程度

18. 测定基础代谢率要求的基础条件不包括下列哪一项（　　　）

    A. 空腹   B. 无体力活动和精神紧张

    C. 环境温度 18～25℃   D. 深睡状态

19. 关于汗液的描述错误的是（　　　）

    A. 含有大量 NaCl   B. 含有少量尿素

    C. 最后排出的汗液是低渗液体   D. 大量出汗导致低渗脱水

20. 患下列哪种疾病时，基础代谢率明显升高（　　　）

    A. 糖尿病   B. 红细胞增多症

    C. 阿狄森综合征   D. 甲状腺功能亢进

21. 关于三大营养物质在体内的代谢，下述哪项是错误的（　　　）

    A. 只有将能量转移至 ATP，才能为组织活动所利用

    B. 人体在不做外功的情况下，所消耗能量全部转化为热能

    C. 蛋白质在体内氧化和体外燃烧时所产生的能量相等

    D. 人体所需总能量的 70%以上来自糖的分解

22. 关于体温生理性变异的叙述，以下哪项是错误的（　　　）

    A. 幼儿高于成人，新生儿易波动

    B. 剧烈运动可使体温升高 1～2℃

C. 清晨 2～6 时最低

D. 女性一般高于男性，而且排卵之日最高

二、填空题

1. 体温通常是指_____。

2. 机体深部组织的温度称为_____。

3. 在体温的常测部位中，以_____温度最高，_____温度最低。

4. 常温下，安静机体的主要散热方式是_____。当环境温度等于或高于皮肤温度时，机体的主要散热方式是_____。

5. 人体安静状态下的主要产热器官是_____和_____。

6. 人体的主要散热器官是_____。

7. 蒸发散热可分为_____和_____两种。

8. 出汗可分为_____和_____两种。

9. 出汗是反射性活动，其基本中枢位于_____；体温调节中枢位于_____。

10. 小汗腺受_____神经支配，其节后纤维为_____纤维。

11. 不显汗与汗腺分泌无关，它是通过_____来实现的。

12. 致热原能使下丘脑的"调定点"水平_____。

13. 进食后一段时间内产生一种"额外"的热量，这种现象称为_____，三种主要营养物质中以_____此现象最显著。

14. 温度感受器按其分布位置可分为_____和_____。

15. 体温调节的整合中枢位于_____。

16. 当下丘脑热敏神经元的兴奋性下降时，体温调定点_____。

17. 女子体温在排卵后期_____，这种变动可能与血中_____水平变化有关。

18. 基础状态下的能量代谢率称为_____，其正常值在±_____%以内均属正常。

三、名词解释题

1. 能量代谢 2. 食物的热价 3. 食物的氧热价 4. 呼吸商 5. 非蛋白呼吸商 6. 食物的特殊动力效应 7. 基础代谢 8. 基础代谢率 9. 体温 10. 自主性体温调节

四、简答题

1. 简述影响能量代谢的主要因素是什么。

2. 简述机体在安静和在肌肉活动时的主要产热器官是哪些，机体产热的形式有哪些。

3. 简述皮肤的散热方式有哪几种。

4. 简述根据散热原理，如何给高热患者降温。

5. 简述正常体温有哪些生理性波动。

6. 简述视前区-下丘脑前部在体温调节中起哪些作用。

五、论述题

1. 论述发汗的过程是如何调节的，发汗的速度受哪些因素的影响。
2. 论述人体体温是如何维持相对恒定的。

参考答案

一、单项选择题

1. B　2. C　3. D　4. A　5. D　6. D　7. C　8. C　9. B　10. A　11. D　12. D
13. B　14. C　15. C　16. B　17. A　18. D　19. D　20. D　21. C　22. D

二、填空题

1. 机体深部平均温度
2. 体核温度
3. 直肠、腋窝
4. 辐射、蒸发
5. 肝脏、脑
6. 皮肤
7. 显汗、不显汗
8. 温热性出汗、精神性出汗
9. 下丘脑、下丘脑
10. 交感、胆碱能
11. 体表蒸发
12. 上移
13. 食物的特殊效应、蛋白质
14. 外周温度感受器、中枢温度感受器
15. 下丘脑
16. 升高
17. 升高、孕激素
18. 基础能量代谢率、（10~20）

三、名词解释题

1. 能量代谢　物质代谢过程中所伴随的能量的储存、释放、转移和利用等。
2. 食物的热价　1g 食物氧化（或在体外燃烧）时所释放出来的能量。单位为 kJ（或 kcal）。食物的热价分为物理热价和生物热价。物理热价是指在体外燃烧所释放的能量；生物热价是指食物在体内氧化分解所释放的能量。
3. 食物的氧热价　某种食物氧化时消耗 1L 氧所产生的热量，称为食物的氧热价。
4. 呼吸商　一定时间内机体呼出的 CO_2 量与吸入的 O_2 量的比值（CO_2/O_2）。

5. 非蛋白呼吸商　将整体总的 CO_2 生成量与蛋白质分解的 CO_2 生成量之差除以总耗 O_2 量与蛋白质分解的耗 O_2 量之差。

6. 食物的特殊动力效应　人在进食之后的一段时间内（从进食后 1h 左右开始）虽然同样处于安静状态，但所产生的热量要比进食前有所增加，食物的这种刺激机体产生额外热量消耗的作用，称为食物的特殊动力效应。

7. 基础代谢　基础状态下的能量代谢。

8. 基础代谢率　基础状态下单位时间内的能量代谢。

9. 体温　指身体深部的平均温度。

10. 自主性体温调节　在体温调节机构的控制下，通过增减皮肤的血流量、发汗、战栗等生理调节反应，在正常情况下使体温维持在一个相对稳定的水平。这是体温调节的基础。

四、简答题

1. 简述影响能量代谢的主要因素是什么。

答：（1）肌肉活动：劳动或运动时，骨骼肌活动加强，对能量代谢的影响最为显著。即使轻微的劳动或运动，都将提高代谢率，剧烈运动时期耗氧量可增加 10～20 倍。（2）精神活动：当精神活动处于紧张状态（烦恼、愤怒、恐惧或强烈情绪激动）时热量可显著增加，这可能是由于不随意肌张力增加，以及某些内分泌激素（肾上腺素等）释放增加引起。（3）食物的特殊动力效应：人在进食之后的一段时间内（从进食后 1h 左右开始）虽然同样处于安静状态，但所产生的热量要比进食前有所增加，各种食物中蛋白质的特殊动力作用最大。（4）环境温度：人处于安静时的能量代谢在 20～30℃的环境中最稳定，温度高于 30℃或低于 20℃代谢率都将增加，体温每升高 1℃，代谢率将增加 13%左右。

2. 简述机体在安静和在肌肉活动时的主要产热器官是哪些，机体产热的形式有哪些。

答：人体主要产热器官：肝（安静状态）和骨骼肌（运动状态），产热量的多少受基础代谢、肌肉的收缩活动、内分泌激素等因素的影响。产热的形式：战栗产热和非战栗产热。战栗是骨骼肌发生不随意的节律性收缩的表现，屈肌和伸肌同时收缩；非战栗产热又称代谢产热，以褐色脂肪组织的产热量为最大。

3. 简述皮肤的散热方式有哪几种。

答：（1）辐射散热：人体以热射线（红外线）的形式将体热传给外界的散热形式。（2）传导散热：机体的热量直接传给同它接触的较冷物体的一种散热方式。（3）对流散热：通过气体来交换热量的一种散热方式。（4）蒸发散热：机体通过体表水分的蒸发来散失体热的一种形式。

4. 简述根据散热原理，如何给高热患者降温。

答：①利用冰袋或冰帽给高热患者降温（传导散热）；②注意通风，降低室温（对流散热）；③用乙醇擦身（蒸发散热）；④降低室温，增加辐射散热。

5. 简述正常体温有哪些生理性波动。

答：（1）体温的昼夜周期性变化：清晨 2～6 时体温最低，午后 1～6 时最高，波动幅度一般不超过 1℃。体温的这种周期性波动称为体温的昼夜节律。（2）性别的影响：男性体温比女性体温略低 0.3℃。女性体温还随月经周期而变动，月经期至排卵这段时间体温较低，排卵日最低，排卵后体温回升至月经前水平。（3）年龄的影响：新生儿代谢旺盛，体温高于正常人。老年人代谢降低，体温偏低。新生儿，特别是早产儿在出生后一段时间内，因其体温调节机构发育尚未完善，调节能力差，体温易受环境温度的影响。（4）其他因素的影响：肌肉剧烈活动时，体温可上升 1～2℃。此外，情绪激动、精神紧张及进食等均可影响体温。

6. 简述视前区-下丘脑前部在体温调节中起哪些作用。

答：视前区-下丘脑前部是体温调节的中枢整合机构中的主要部位，其中存在热敏神经元和冷敏神经元。它们的作用是：①感受局部脑组织的温度变化；②接受下丘脑以外的中枢部位和皮肤、黏膜等处传来的温度变化；③直接对致热物质或 5-羟色胺和去甲肾上腺素等物质起反应；④可能起着调定点的作用。

五、论述题

1. 论述发汗的过程是如何调节的，发汗的速度受哪些因素的影响。

答：发汗过程主要受神经调节的控制，是反射性活动，主要发汗中枢在下丘脑，支配小汗腺的神经属于交感神经，但其节后纤维末梢释放乙酰胆碱，促进汗腺分泌汗液。当下丘脑发汗中枢兴奋时，汗液分泌增加；此外，当血液温度升高，下丘脑热敏神经元兴奋加强，使发汗中枢兴奋，汗液分泌增加。发汗的速度受劳动强度、环境温度和湿度、风速等因素的影响。劳动强度越大，环境温度越高，出汗的速度就越快，发汗量越大；在同样温度下，环境湿度较大时，因汗液的蒸发困难而使发汗量增多；风速较大时，由于汗液蒸发较快，体热易于发散，导致发汗速度减慢。此外，肾上腺素可加强乙酰胆碱对汗腺的刺激作用，使发汗速度增快。

2. 论述人体体温是如何维持相对恒定的。

答：人体的体温之所以能够维持相对稳定，是通过自主性体温调节和行为性体温调节两种过程来实现的。（1）自主性体温调节：在体温调节中枢的调节下，通过增减皮肤的血流量、发汗、寒战等生理反应，调节机体的产热和散热过程，使体温维持在一个相对稳定的水平。这是种典型的不受意识控制的负反馈神经调节。（2）行为性体温调节：机体在不同环境中的姿势和行为，特别是人为保温和降温所采取的措施。这种调节对维持人的体温是非常重要的，是对自主性体温调节的必要补充。

（王　蛟　冯雪桦）

第八章　尿液生成与排出

一、单项选择题

1. 下面哪种情况不属于排泄（　　　）
   A. 结肠与直肠排出的食物残渣　　　B. 肾脏排出的尿液
   C. 肺呼出的 CO_2　　　D. 皮肤分泌的汗液

2. 下述哪一项与肾脏的排泄功能无关（　　　）
   A. 排出代谢尾产物　　　B. 维持机体水、电解质平衡
   C. 维持机体酸碱平衡　　　D. 分泌促红细胞生成素

3. 肾小球滤过的原尿流经下列哪项后其成分将不再变化而成为终尿（　　　）
   A. 近球小管　　　B. 髓袢细段
   C. 远球小管　　　D. 集合管

4. 肾脏的基本结构功能单位是（　　　）
   A. 肾小球　　　B. 肾小体
   C. 肾小管　　　D. 肾单位

5. 通过下列哪项可完成肾脏的泌尿功能（　　　）
   A. 肾小体和肾小管的活动　　　B. 肾小体、肾小管和集合管的活动
   C. 肾单位、集合管和输尿管的活动　　　D. 肾单位的活动

6. 关于球旁细胞的描述，正确的（　　　）
   A. 位于远曲小管　　　B. 位于出球小动脉
   C. 可释放肾素　　　D. 可感受 NaCl 含量的变化

7. 肾血流的特点是（　　　）
   A. 血流量小　　　B. 血流分布均匀
   C. 肾小管周围毛细血管血压高　　　D. 肾小球毛细血管血压高

8. 肾小球毛细血管血压较高主要适应于（　　　）
   A. 肾小球耗氧量大　　　B. 肾脏代谢需要
   C. 肾小球滤过作用　　　D. 球管平衡需要

9. 肾小管周围毛细血管血压较低主要适应于（　　　）
   A. 肾小球滤过作用　　　B. 肾小管周围组织耗氧量低
   C. 肾小管分泌功能　　　D. 肾小管重吸收功能

10. 当肾动脉血压由 120mmHg 上升到 150mmHg 时，肾血流量的变化是（　　　）
    A. 明显增加　　　B. 无明显变化

C. 明显减少   D. 先增加后减少

11. 动脉血压波动于 80～180mmHg 肾血流量保持相对稳定主要靠（   ）
    A. 神经调节   B. 体液调节
    C. 自身调节   D. 神经-体液调节

12. 原尿的成分与血浆相比不同的是（   ）
    A. 水的含量   B. Na^+的含量
    C. 葡萄糖的含量   D. 蛋白质的含量

13. 在正常情况下不能通过滤过膜的物质是（   ）
    A. Na^+等电解质   B. 血浆蛋白
    C. 氨基酸   D. 葡萄糖

14. 肾小球滤过率是指（   ）
    A. 两侧肾脏生成的原尿量   B. 每分钟两肾生成的原尿量
    C. 每分钟一侧肾生成的原尿量   D. 每分钟两肾生成的尿量

15. 正常情况下，肾小球滤过率为（   ）
    A. 100ml/min   B. 125ml/min
    C. 150ml/min   D. 200ml/min

16. 滤过分数是指（   ）
    A. 肾小球滤过率/肾血浆流量   B. 肾血浆流量/肾血流量
    C. 肾血流量/肾血浆流量   D. 肾小球滤过率/肾血流量

17. 正常情况下滤过分数约为（   ）
    A. 10%   B. 20%
    C. 30%   D. 40%

18. 肾小球的有效滤过压等于（   ）
    A. 肾小球毛细血管血压–（血浆胶体渗透压–囊内压）
    B. 肾小球毛细血管血压+血浆胶体渗透压–囊内压
    C. 肾小球毛细血管血压–（血浆胶体渗透压+囊内压）
    D. 肾小球毛细血管血压–血浆胶体渗透压+囊内压

19. 输尿管结石引起少尿的主要原因是（   ）
    A. 肾小管毛细血管血压明显下降   B. 血浆胶体渗透压升高
    C. 囊内压升高   D. 肾小球滤过面积减小

20. 促进肾小球滤过的直接动力是（   ）
    A. 入球小动脉血压   B. 出球小动脉血压
    C. 肾动脉血压   D. 肾小球毛细血管血压

21. 下述哪种情况会导致肾小球滤过率减小（   ）
    A. 血浆胶体渗透压下降   B. 血浆胶体渗透压升高
    C. 血浆晶体渗透压下降   D. 血浆晶体渗透压升高

22. 下列哪种情况可导致肾小球滤过率增高（   ）
    A. 注射大量肾上腺素   B. 肾交感神经兴奋
    C. 静脉快速滴注生理盐水   D. 输尿管结石

23. 与肾小球滤过率无关的因素是（　　　）
    A. 滤过膜的面积与通透性　　　　　B. 有效滤过压
    C. 肾血流量　　　　　　　　　　　D. 肾髓质血流量

24. 肾脏病理情况下出现蛋白尿的原因是（　　　）
    A. 血浆蛋白含量增多　　　　　　　B. 肾小球滤过率增大
    C. 滤过膜上唾液蛋白减少　　　　　D. 肾小球毛细血管血压升高

25. 小管液重吸收量最多的部位是（　　　）
    A. 近球小管　　　　　　　　　　　B. 远球小管
    C. 髓袢细段　　　　　　　　　　　D. 集合管

26. 重吸收 Na^+ 最多的部位是（　　　）
    A. 近球小管　　　　　　　　　　　B. 髓袢降支
    C. 髓袢升支　　　　　　　　　　　D. 远球小管

27. HCO_3^- 重吸收的主要形式是（　　　）
    A. H_2CO_3　　　　　　　　　　　B. H^+
    C. CO_2　　　　　　　　　　　　D. HCO_3^-

28. 正常情况下被近球小管全部重吸收的物质是（　　　）
    A. 葡萄糖　　　　　　　　　　　　B. 肌酐
    C. 尿素　　　　　　　　　　　　　D. 氨

29. 关于葡萄糖重吸收的错误叙述是（　　　）
    A. 只有近球小管可以重吸收
    B. 是一种主动转运过程
    C. 正常情况下近球小管不能将肾小球滤出的糖全部重吸收
    D. 近球小管重吸收葡萄糖能力有一定限度

30. 与葡萄糖重吸收相耦联的离子是（　　　）
    A. 钠离子　　　　　　　　　　　　B. 钙离子
    C. 钾离子　　　　　　　　　　　　D. 镁离子

31. 正常人的肾糖阈为（　　　）
    A. 100～120mg/100ml　　　　　　　B. 120～140mg/100ml
    C. 140～160mg/100ml　　　　　　　D. 160～180mg/100ml

32. 关于 H^+ 分泌的描述，错误的是（　　　）
    A. 近球小管、远球小管和集合管均可分泌
    B. 分泌过程与 Na^+ 的重吸收有关
    C. 有利于 HCO_3^- 的重吸收
    D. 可阻碍 NH_3 的分泌

33. 关于 NH_3 分泌的叙述，错误的是（　　　）
    A. NH_3 通过管腔膜扩散到小管液
    B. NH_3 的分泌促进 HCO_3^- 重吸收
    C. NH_3 是脂溶性物质
    D. H^+ 的分泌增多将减少 NH_3 的分泌

34. 参与尿液浓缩和稀释调节的主要激素是（　　）
    A. 肾素
    B. 血管紧张素
    C. 醛固酮
    D. 抗利尿激素

35. 肾髓质高渗状态的维持主要依靠（　　）
    A. 小叶间动脉
    B. 弓形动脉
    C. 直小血管
    D. 网状小血管

36. 渗透性利尿的主要原因是（　　）
    A. 醛固酮分泌减少
    B. 抗利尿激素分泌减少
    C. 血浆胶体渗透压增加
    D. 小管液溶质浓度增高

37. 糖尿病患者尿量增多的原因是（　　）
    A. 肾小球滤过率增加
    B. 渗透性利尿
    C. 抗利尿激素分泌减少
    D. 水利尿

38. 静脉注射甘露醇引起尿量增加是通过（　　）
    A. 增加肾小球滤过率
    B. 增加肾小管液中溶质的浓度
    C. 减少抗利尿激素的释放
    D. 减少醛固酮的释放

39. 抗利尿激素可促进下列何种结构重吸收水（　　）
    A. 近曲小管
    B. 髓袢降支
    C. 髓袢升支
    D. 远曲小管和集合管

40. 渗透压感受器位于（　　）
    A. 肾脏的致密斑
    B. 肾脏的近球细胞
    C. 脊髓
    D. 下丘脑

41. 关于抗利尿激素，下述哪项是错误的（　　）
    A. 由神经垂体释放
    B. 提高远曲小管、集合管对水的通透性
    C. 血浆胶体渗透压升高时，刺激渗透压感受器增加分泌
    D. 胸腔大静脉和左心房扩张时分泌减少

42. 大量出汗时尿量减少主要是由于（　　）
    A. 血浆晶体渗透压升高引起的抗利尿激素分泌增多
    B. 血浆胶体渗透压升高引起的抗利尿激素分泌增多
    C. 血容量减少导致的肾小球滤过率下降
    D. 血容量减少引起的醛固酮分泌增多

43. 大量饮清水后尿量增多的原因主要是（　　）
    A. 肾小球毛细血管血压升高
    B. 醛固酮分泌减少
    C. 血浆胶体渗透压下降
    D. 血浆晶体渗透压下降

44. 水利尿主要是由于（　　）
    A. 血浆晶体渗透压增高
    B. 肾小球滤过率增大
    C. 小管液渗透压升高
    D. 抗利尿激素合成释放减少

45. 容量感受器兴奋可使（　　）
    A. 抗利尿激素分泌增多
    B. 抗利尿激素分泌减少

C. 醛固酮分泌增多　　　　　　D. 醛固酮分泌减少

46. 容量感受器位于（　　）
    A. 胸腔大静脉和左心房　　　　B. 心室
    C. 外周静脉　　　　　　　　　D. 颈动脉窦和主动脉弓
47. 下述哪种情况下尿量增多与抗利尿激素无关（　　）
    A. 大量饮水　　　　　　　　　B. 血浆晶体渗透压降低
    C. 循环血量增加　　　　　　　D. 静脉输入甘露醇
48. 分泌醛固酮的部位是（　　）
    A. 肾上腺髓质　　　　　　　　B. 肾上腺皮质球状带
    C. 肾上腺皮质束状带　　　　　D. 肾上腺皮质网状带
49. 醛固酮促进 Na^+ 重吸收和 K^+ 分泌的部位是（　　）
    A. 近曲小管　　　　　　　　　B. 髓袢降支
    C. 髓袢升支　　　　　　　　　D. 远曲小管和集合管
50. 有关醛固酮的错误叙述是（　　）
    A. 由肾上腺皮质束状带分泌　　B. 具有保钠排钾作用
    C. 作用部位为远曲小管和集合管　D. 血容量减少时分泌增多
51. 可促进远曲小管、集合管重吸收 Na^+ 和水的激素是（　　）
    A. 肾素　　　　　　　　　　　B. 醛固酮
    C. 抗利尿激素　　　　　　　　D. 血管紧张素
52. 使血管紧张素原转变为血管紧张素 I 的是（　　）
    A. 转换酶　　　　　　　　　　B. 氨基肽酶
    C. 羧基肽酶　　　　　　　　　D. 肾素
53. 有关肾素的叙述，正确的是（　　）
    A. 是由近曲小管细胞分泌的
    B. 可导致血钠和水丢失
    C. 使血管紧张素原转变为血管紧张素 I
    D. 使血管紧张素 I 转变为血管紧张素 II
54. 对肾上腺皮质球状带分泌醛固酮刺激作用最强的是（　　）
    A. 肾素　　　　　　　　　　　B. 血管紧张素原
    C. 血管紧张素 I　　　　　　　D. 血管紧张素 II
55. 下列哪种情况可以引起醛固酮分泌减少（　　）
    A. 循环血量减少　　　　　　　B. 肾素分泌减少
    C. 血 Na^+ 浓度降低　　　　　D. 血 K^+ 浓度升高
56. 具有分泌肾素功能的结构是（　　）
    A. 致密斑　　　　　　　　　　B. 系膜细胞
    C. 间质细胞　　　　　　　　　D. 球旁细胞
57. 下列哪项不是肾脏的功能（　　）
    A. 生成尿液
    B. 分泌肾素

　　　C. 参与水、电解质平衡与酸碱平衡的调节

　　　D. 分泌血管紧张素

58. 排尿反射的初级中枢位于（　　　）

　　　A. 脊髓胸段　　　　　　　　　　B. 脊髓腰段

　　　C. 脊髓腰骶段　　　　　　　　　D. 脊髓骶段

59. 排尿时（　　　）

　　　A. 盆神经兴奋，阴部神经兴奋　　B. 盆神经抑制，阴部神经抑制

　　　C. 盆神经兴奋，阴部神经抑制　　D. 盆神经抑制，阴部神经兴奋

60. 关于排尿反射的错误叙述是（　　　）

　　　A. 感受器位于膀胱壁内　　　　　B. 初级中枢在脊髓骶段

　　　C. 反射过程属于负反馈　　　　　D. 反射受意识控制

二、填空题

1. 机体最重要的排泄器官是_____。

2. 肾脏的功能主要是_____和_____。

3. 正常人每昼夜尿量为_____ml，尿量长期保持在_____ml 以上称为多尿，为_____ml 时称为少尿，少于_____ml 称为无尿。

4. 尿生成的基本过程包括_____、_____和_____。

5. 肾血流量自身调节的意义在于当血压在一定范围内变化时，保持肾小球滤过率_____。

6. 不同物质通过肾小球滤过膜的能力决定于被滤过物质的_____及_____。

7. 肾小球滤过的动力是_____。

8. 对葡萄糖具有重吸收功能的肾小管是_____。

9. 肾小球滤过的 Na^+ 有 65%～70% 是在_____被重吸收的。

10. 肾小管液中溶质浓度升高，将引起尿量_____。

11. 静脉注射甘露醇后尿量将_____，这种改变尿量的方式称为_____。

12. 近球小管的重吸收率始终占肾小球滤过率的_____%～_____%，这种现象称为_____。

13. 尿液中的 K^+ 主要是由_____和_____分泌的。

14. H^+ 在肾小管的分泌有利于_____的分泌和_____的重吸收。

15. 机体发生酸中毒时，H^+-Na^+ 交换_____，K^+-Na^+ 交换_____。

16. 外髓高渗梯度形成中最重要的因素是髓袢升支粗段对_____的主动重吸收。

17. 抗利尿激素的主要作用是使远曲小管和集合管对水的重吸收_____，引起尿量_____。

18. 血浆晶体渗透压升高将引起神经垂体_____的释放增多。

19. 当循环血量减少时，神经垂体释放的抗利尿激素_____。

20. 醛固酮的主要作用是促进远曲小管和集合管对 Na^+ 的_____和 K^+ 的_____。

21. 血 Na^+ 浓度降低、血 K^+ 浓度升高，可使_____分泌增多。

22. 当循环血量减少时，近球细胞分泌的肾素_____，血浆中血管紧张

素_____，醛固酮_____。

23. 当脊髓与高位中枢失去联系时，排尿障碍表现为_____；当支配膀胱的神经受损时，排尿障碍表现为_____。

三、名词解释题

1. 排泄　2. 肾血流量的自身调节　3. 肾小球滤过率　4. 滤过分数
5. 肾小球有效滤过压　6. 肾小管重吸收　7. 肾糖阈　8. 渗透性利尿
9. 球-管平衡　10. 水利尿

四、简答题

1. 简述尿液生成的过程。
2. 何谓肾脏血流量的自身调节？其生理意义是什么？
3. 简述大量快速输入生理盐水后，尿量有何变化，为什么。
4. 简述糖尿病患者为什么出现糖尿和多尿。
5. 简述酸中毒时患者血 K^+ 浓度有何变化，为什么。
6. 简述循环血量减少时，抗利尿激素的分泌有何变化，为什么，其生理意义是什么。
7. 简述血 Na^+ 浓度降低时，醛固酮分泌有何变化，为什么，其生理意义是什么。
8. 简述脊髓骶段损伤与脊髓高位损伤时对排尿有何影响，为什么。

五、论述题

1. 论述影响肾小球滤过的因素有哪些，是如何影响的。
2. 论述大量出汗、大量饮清水后，尿量各有何变化，为什么。
3. 论述循环血量减少时，醛固酮的分泌有何变化，为什么，其生理意义是什么。
4. 论述急性大失血后尿量会发生什么变化，为什么。

参考答案

一、单项选择题

1. A　2. D　3. D　4. D　5. B　6. C　7. D　8. C　9. D　10. B　11. C　12. D　13. B
14. B　15. B　16. A　17. B　18. C　19. C　20. D　21. B　22. C　23. D　24. C
25. A　26. A　27. C　28. A　29. C　30. A　31. D　32. D　33. D　34. D　35. C
36. D　37. B　38. B　39. D　40. D　41. C　42. A　43. D　44. D　45. B　46. A
47. D　48. B　49. D　50. A　51. B　52. D　53. C　54. D　55. B　56. D　57. D
58. D　59. C　60. C

二、填空题

1. 肾脏
2. 泌尿功能、内分泌功能

3. 1000～2000、2500、100～500、100

4. 肾小球滤过、肾小管集合管重吸收、肾小管集合管分泌

5. 相对稳定

6. 分子质量大小、分子所带电荷

7. 有效滤过压

8. 近球小管

9. 近球小管

10. 增多

11. 增多、渗透性利尿

12. 65、70、球管平衡

13. 远曲小管、集合管

14. NH_3、$NaHCO_3$

15. 增多、减少

16. NaCl

17. 增多、减少

18. 抗利尿激素

19. 增多

20. 重吸收、分泌

21. 醛固酮

22. 增多、增多、增多

23. 尿失禁、尿潴留

三、名词解释题

1. 排泄　机体将新陈代谢的终产物、进入体内的过量物质及异物、药物、毒物等，经血液循环运输，由排泄器官排出体外的过程。

2. 肾血流量的自身调节　当动脉血压在 80～180mmHg 波动时，肾血流量可保持相对稳定，它不依赖神经、体液调节，是靠肾脏自身的活动维持的，故称肾血流量的自身调节。

3. 肾小球滤过率　每分钟两肾生成的原尿量（正常值 125ml/min）。

4. 滤过分数　肾小球滤过率占肾血浆流量的百分比。

5. 肾小球有效滤过压　是指肾小球毛细血管血浆滤过的动力，它等于肾小球毛细血管血压减去血浆胶体渗透压与囊内压之和。

6. 肾小管重吸收　小管液的成分经肾小管上皮细胞重新回到血液中的过程。

7. 肾糖阈　尿中不出现葡萄糖的最高血糖浓度。正常值为 8.96～10.08mmol/L 或 160～180mg/100ml。

8. 渗透性利尿　小管液中溶质浓度升高引起小管液渗透压增大，使水的重吸收减少而发生的利尿现象。

9. 球-管平衡　近球小管的重吸收量始终占肾小球滤过量的 65%～70% 的现象。

10. 水利尿　大量饮清水后引起尿量明显增多的现象。

四、简答题

1. 简述尿液生成的过程。

答：（1）肾小球的滤过：当血液流经肾小球毛细血管时，血浆中的水分和小分子物质在有效滤过压的驱动下，可通过滤过膜进入肾小囊，形成原尿。（2）肾小管和集合管的重吸收：原尿（小管液）流经肾小管、集合管时，其中的成分经小管上皮细胞重新回到血液中去的过程。（3）肾小管和集合管的分泌：肾小管和集合管的上皮细胞将自身新陈代谢产生的物质或血液中的某些物质排到小管腔中去的过程。

2. 何谓肾脏血流量的自身调节？其生理意义是什么？

答：当动脉血压为 80～180mmHg 波动时，肾血流量可保持相对稳定，它不依赖神经、体液调节，是靠肾脏自身的活动维持的，故称肾血流量的自身调节。其生理意义是：当血压在一定范围内变动时，保持肾脏血流量相对稳定，维持正常的肾小球滤过率，使肾脏能有效及时地排泄各种代谢产物、过剩物质和药物毒物等。

3. 简述大量快速输入生理盐水后，尿量有何变化，为什么。

答：大量快速输入生理盐水后尿量增多。因为大量快速输入生理盐水后：①血浆胶体渗透压降低，有效滤过压升高，肾小球滤过率增高，尿量增多；②血容量增加，肾血浆流量增多，肾小球滤过率增高，尿量增多；③血容量增加使抗利尿激素的合成和释放减少，远球小管、集合管对水的通透性降低，水重吸收减少，尿量增多。

4. 简述糖尿病患者为何出现糖尿和多尿。

答：（1）糖尿病患者由于缺乏胰岛素而使血糖浓度升高，当血糖浓度超过肾糖阈，肾小球滤过的葡萄糖不能被近球小管全部重吸收，而其他部位的肾小管无重吸收葡萄糖的能力，葡萄糖最终随尿液排出，出现糖尿。（2）由于葡萄糖不能被肾小管全部重吸收，小管液溶质浓度升高，小管液渗透压升高，导致水的重吸收减少，尿量增多，出现多尿现象。

5. 简述酸中毒时患者血 K^+ 浓度有何变化，为什么。

答：酸中毒时患者血 K^+ 浓度升高。因为尿液中的 K^+ 主要是由远曲小管和集合管分泌的，分泌 K^+ 是以 K^+-Na^+ 交换的形式进行的；远曲小管和集合管同时存在 H^+ 的分泌和 H^+-Na^+ 交换。H^+-Na^+ 交换与 K^+-Na^+ 交换同时存在，二者有竞争性抑制作用。当发生酸中毒时，远曲小管和集合管 H^+-Na^+ 交换增强，竞争性抑制 K^+-Na^+ 交换，导致 K^+ 分泌减少，出现高血钾症。

6. 简述循环血量减少时，抗利尿激素的分泌有何变化，为什么，其生理意义是什么。

答：循环血量减少时，抗利尿激素分泌增多。因为循环血量减少时，对容量感受器的刺激减弱，经迷走神经传入的冲动减少，抗利尿激素的合成和释放增多；循环血量减少时动脉血压降低，通过压力感受器反射性使抗利尿激素的合成和释放增多。抗利尿激素可提高远曲小管和集合管对水的通透性，使水的重吸收增多，尿量减少。其生理意义在于使循环血量有所恢复，以维持正常血液循环。

7. 简述血 Na^+ 浓度降低时，醛固酮分泌有何变化，为什么，其生理意义是什么。

答：血钠浓度降低时，醛固酮分泌增多。因为血钠浓度降低可直接刺激肾上腺皮质球状带，使醛固酮分泌增多，醛固酮可促进远曲小管和集合管对 Na^+、水的重吸收和 K^+

的分泌。其生理意义在于防止血 Na^+ 浓度降低，维持血 Na^+ 浓度相对稳定。

8. 简述脊髓骶段损伤与脊髓高位损伤时对排尿有何影响，为什么。

答：（1）当脊髓骶段受损时，会导致尿潴留。主要原因是：骶髓为排尿反射的初级中枢，该中枢受损时排尿反射不能进行，因此尿液充满膀胱而不能排出。（2）当脊髓高位损伤时，会导致尿失禁。主要原因是排尿反射的高级中枢是大脑皮质，当脊髓高位损伤时，初级排尿中枢与大脑皮质失去了功能联系，排尿便不受意识控制而出现尿失禁。

五、论述题

1. 论述影响肾小球滤过的因素有哪些，是如何影响的。

答：影响肾小球滤过的因素主要有三个：有效滤过压、滤过膜的面积和通透性，以及肾血浆流量。

（1）有效滤过压。①肾小球毛细血管血压：动脉血压在 80～180mmHg 范围内变动时，肾小球毛细血管血压可保持相对稳定，从而使肾小球滤过率基本不变。动脉血压降低到 80mmHg 以下时，肾小球毛细血管血压降低，有效滤过压降低，肾小球滤过率减小，尿量减少。②血浆胶体渗透压：血浆蛋白浓度明显降低时，血浆胶体渗透压降低，有效滤过压升高，肾小球滤过率增加，尿量增多。③肾小囊内压：当肾盂、输尿管结石或受到肿物压迫时，可导致肾小囊内压升高，有效滤过压降低，肾小球滤过率减小，尿量减少。（2）滤过膜的面积和通透性。在病理情况下，滤过膜面积减少，肾小球滤过率减小，出现少尿甚至无尿；滤过膜通透性异常增高，可出现蛋白尿和血尿。（3）肾血浆流量。肾血浆流量增大，肾小球毛细血管内血浆胶体渗透压上升的速度减慢，有滤过的肾小球毛细血管段长，肾小球滤过率增加，尿量增多。

2. 论述大量出汗、大量饮清水后，尿量各有何变化，为什么。

答：（1）大量出汗后尿量减少。因为汗液是低渗液，大量出汗后血浆晶体渗透压升高，对渗透压感受器刺激加强，抗利尿激素合成、释放增多，远曲小管和集合管对水的通透性增大，水的重吸收增多，尿量减少。（2）大量饮清水后尿量增多。因为大量饮清水后会导致血浆晶体渗透压降低，对渗透压感受器刺激减弱，抗利尿激素合成、释放减少，远曲小管和集合管对水的通透性降低，水的重吸收减少，尿量增多。

3. 论述循环血量减少时，醛固酮的分泌有何变化，为什么，其生理意义是什么。

答：循环血量减少时醛固酮分泌增多。因为循环血量减少时，入球小动脉牵张感受器、致密斑感受器及交感神经兴奋，这些因素使近球细胞分泌肾素增多，肾素进入血液后激活血管紧张素原转变为血管紧张素Ⅰ，血管紧张素Ⅰ经转换酶作用转变为血管紧张素Ⅱ，血管紧张素Ⅱ经氨基肽酶作用转变为血管紧张素Ⅲ，血管紧张素Ⅱ和血管紧张素Ⅲ可刺激肾上腺皮质球状带分泌醛固酮，醛固酮可促进远曲小管、集合管对 Na^+、水的重吸收和 K^+ 的分泌，尿量减少。其生理意义是有利于循环血量恢复正常。

4. 论述急性大失血后尿量会发生什么变化，为什么。

答：急性大失血后尿量减少。原因为：①急性大失血后反射性引起交感神经兴奋，入球小动脉收缩，肾小球毛细血管血压降低，有效滤过压降低，肾小球滤过率降低，尿量减少。②急性大失血后引起交感神经兴奋，肾血管收缩，肾血浆流量减少，肾小球毛细血管内血浆胶体渗透压上升的速度加快，有滤过的肾小球毛细血管段短，肾小球滤过率降低，尿量减少。③急性大失血后循环血量减少，动脉血压降低，通过容量感受器和压力感受器反射性使抗利尿激素的合成和释放增多，远曲小管和集合管对水的通透性增大，水重吸收增多，尿量减少。④急性大失血后循环血量减少，入球小动脉牵张感受器、致密斑感受器及交感神经兴奋，近球细胞分泌肾素增多，肾素-血管紧张素-醛固酮系统活动增强，醛固酮分泌增多，促进远曲小管和集合管对 Na^+、水的重吸收，尿量减少。

（吴筱芳　李　丹）

第九章　内　分　泌

一、单项选择题

1. 已知下丘脑促垂体区神经细胞合成和分泌的下丘脑调节肽共有几种（　　）
   A. 6 种
   B. 7 种
   C. 8 种
   D. 9 种

2. 关于生长激素的叙述，下列哪一项是错误的（　　）
   A. 加速蛋白质的合成
   B. 促进脂肪的合成
   C. 促进脂肪的分解
   D. 生理水平可加强葡萄糖的利用

3. 女性青春期乳腺发育主要是由哪种激素刺激引起的（　　）
   A. 孕激素
   B. 催乳素
   C. 雌激素
   D. 生长激素

4. 血浆晶体渗透压增加多少即可引起 ADH 分泌增加（　　）
   A. 1%以下
   B. 1%～2%
   C. 2%～3%
   D. 3%～5%

5. 关于 ADH 分泌的调节，下列哪一项是错误的（　　）
   A. 在视上核及其附近存在渗透压感受器
   B. 晶体渗透压增加 1%～2%即可引起 ADH 分泌增加
   C. 循环血量减少 5%～10%时可引起 ADH 分泌增加
   D. 感受血容量变化的容量感受器存在于主动脉弓

6. 甲状腺激素作用的主要机制是（　　）
   A. 与核受体结合，刺激 mRNA 生成
   B. 与核受体结合，刺激 cGMP 生成
   C. 与膜受体结合，刺激 cAMP 生成
   D. 与膜受体结合，抑制 cAMP 生成

7. 甲状腺能促进成年人下列哪种组织增加耗氧量（　　）
   A. 脑
   B. 肝
   C. 脾
   D. 肺

8. 下列关于甲状腺腺泡细胞聚碘活动的叙述哪一项是错误的（　　）
   A. 腺泡细胞必须消耗 O_2
   B. 依赖碘泵完成
   C. 碘泵的活动依赖腺苷酸环化酶提供能量

D. TSH 可促进聚碘

9. T_3 和 T_4 在出生几个月内对脑和长骨的发育和生长影响最大（　　　）

  A. 1 个月内   B. 4 个月内

  C. 6 个月内   D. 10 个月内

10. 成年人甲状腺激素分泌不足可患上哪种疾病（　　　）

  A. 呆小症   B. 侏儒症

  C. 克汀病   D. 黏液性水肿

11. 治疗呆小症应该在出生后何时开始补充甲状腺激素才能奏效（　　　）

  A. 3 个月以前   B. 6 个月以前

  C. 8 个月以前   D. 12 个月以前

12. 硫氧嘧啶类药物抑制甲状腺激素分泌是由于（　　　）

  A. 抑制 T_3 和 T_4 释放   B. 使 T_3 和 T_4 的破坏增多

  C. 抑制过氧化酶系的活性   D. 抑制碘的摄取

13. 影响神经系统发育的最重要的激素是（　　　）

  A. 生长素   B. 甲状腺激素

  C. 糖皮质激素   D. 肾上腺素

14. 下列关于胰岛细胞分泌的激素的叙述，哪项是正确的（　　　）

  A. A 细胞分泌胰多肽   B. B 细胞分泌胰岛素

  C. C 细胞分泌胰高血糖素   D. PP 细胞分泌生长抑素

15. 下列关于胰岛素的叙述，哪项是错误的（　　　）

  A. 促进葡萄糖转变为脂肪酸   B. 促进糖的储存和利用

  C. 促进脂肪和蛋白质的分解和利用   D. 胃肠激素对胰岛素的分泌有调节作用

16. 侏儒症是由于（　　　）

  A. 幼年时缺乏甲状腺激素   B. 幼年时缺乏生长激素

  C. 先天性大脑发育不全   D. 幼年时缺乏性激素

17. 成年人生长激素分泌过多将导致（　　　）

  A. 巨人症   B. 肢端肥大症

  C. 黏液性水肿   D. 甲状腺功能亢进

18. 在激素作用机制中，下列哪种物质属于第一信使（　　　）

  A. 生长激素   B. cAMP

  C. ATP   D. 5'-AMP

19. 地方性甲状腺肿的主要发病原因是（　　　）

  A. 食物中长期缺钙   B. 食物中长期缺钠

  C. 食物中长期缺碘   D. 食物中长期缺乏维生素 B

20. 呆小症是由于（　　　）

  A. 幼年期缺乏维生素   B. 婴幼儿时期缺乏甲状腺激素

  C. 先天性大脑发育不全   D. 幼年时缺乏性激素

21. 胰岛素分泌调节的最重要因素是（　　　）

  A. 自主神经系统   B. 胃肠激素

    C. 血中脂肪酸浓度　　　　　　　　D. 血糖浓度

22. 糖皮质激素对糖和蛋白质代谢的作用是（　　　）
    A. 促进糖异生，促进肝外蛋白质的合成
    B. 抑制糖异生，抑制肝外蛋白质的合成
    C. 促进糖异生，促进肝外蛋白质的分解
    D. 抑制糖异生，促进肝外蛋白质的分解

23. 对血糖升高无影响的激素是（　　　）
    A. 甲状腺激素　　　　　　　　　　B. 胰高血糖素
    C. 甲状旁腺激素　　　　　　　　　D. 糖皮质激素

24. 下列激素中哪种不属于含氮激素（　　　）
    A. 生长激素　　　　　　　　　　　B. 糖皮质激素
    C. 胃肠激素　　　　　　　　　　　D. 胰岛素

25. 下列激素哪种不属于类固醇激素（　　　）
    A. 糖皮质激素　　　　　　　　　　B. 盐皮质激素
    C. 甲状腺激素　　　　　　　　　　D. 雄激素

26. 下列激素中哪种不是腺垂体分泌的（　　　）
    A. 生长激素　　　　　　　　　　　B. 催产素
    C. 催乳素　　　　　　　　　　　　D. 黄体生成素

27. 下列关于甲状腺激素的生理作用中，错误的是（　　　）
    A. 促进能量代谢，使机体产热量增加
    B. 促进蛋白质合成
    C. 增强胆固醇的分解
    D. 降低中枢神经系统的兴奋性

28. 下列关于胰岛素的生理作用，错误的是（　　　）
    A. 降低血糖，促进糖原合成　　　　B. 促进脂肪的合成与储存
    C. 抑制组织对葡萄糖的摄取和利用　D. 胰岛素分泌不足可引起糖尿病

29. 下列关于胰高血糖素的作用，错误的是（　　　）
    A. 使血糖升高　　　　　　　　　　B. 促进糖原和储脂分解
    C. 增强心肌收缩力　　　　　　　　D. 减少血液中酮体生成

30. 下列关于糖皮质激素的叙述中，错误的是（　　　）
    A. 使血糖升高　　　　　　　　　　B. 分泌受 ACTH 调节
    C. 使脂肪异常分布　　　　　　　　D. 长期使用，会促进肾上腺皮质增生

31. 胰岛素分泌的调节（　　　）
    A. 以激素调节为主　　　　　　　　B. 以神经调节为主
    C. 以代谢物调节为主　　　　　　　D. 以自身调节为主

32. 催产素分泌的调节（　　　）
    A. 以激素调节为主　　　　　　　　B. 以神经调节为主
    C. 以代谢物反馈调节为主　　　　　D. 受靶腺激素和下丘脑调节肽双重调节

33. TSH 分泌的调节 （　　）
    A. 以激素调节为主　　　　　　　　B. 以神经调节为主
    C. 以代谢物反馈调节为主　　　　　D. 受靶腺激素和下丘脑调节肽双重调节
34. 糖皮质激素分泌的调节 （　　）
    A. 以激素调节为主　　　　　　　　B. 以神经调节为主
    C. 以代谢物反馈调节为主　　　　　D. 受靶腺激素和下丘脑调节肽双重调节
35. 先天性垂体功能减退会引起 （　　）
    A. 侏儒症　　　　　　　　　　　　B. 呆小症
    C. 黏液性水肿　　　　　　　　　　D. 肢端肥大症
36. 成年人甲状腺功能低下可引起 （　　）
    A. 单纯性甲状腺肿　　　　　　　　B. 呆小症
    C. 黏液性水肿　　　　　　　　　　D. 肢端肥大症
37. 先天性甲状腺发育障碍可引起 （　　）
    A. 侏儒症　　　　　　　　　　　　B. 呆小症
    C. 黏液性水肿　　　　　　　　　　D. 单纯性甲状腺肿
38. 成年人垂体功能亢进可引起 （　　）
    A. 侏儒症　　　　　　　　　　　　B. 甲状腺功能亢进
    C. 黏液性水肿　　　　　　　　　　D. 肢端肥大症
39. 成年人碘缺乏可引起 （　　）
    A. 甲状腺功能亢进　　　　　　　　B. 单纯性甲状腺肿
    C. 黏液性水肿　　　　　　　　　　D. 肢端肥大症
40. 对于激素的描述，错误的是 （　　）
    A. 由内分泌腺和内分泌细胞分泌
    B. 它们的化学本质分为两大类
    C. 可直接为细胞活动提供能量
    D. 在血液循环中以激素原或与蛋白质结合的形式在
41. 下列属于腺垂体分泌的激素是 （　　）
    A. TRH　　　　　　　　　　　　　B. ACTH
    C. 催产素　　　　　　　　　　　　D. ADH
42. 在应激反应中，血中浓度升高的激素是 （　　）
    A. ACTH　　　　　　　　　　　　B. 生长激素
    C. 催乳素　　　　　　　　　　　　D. T_3 和 T_4
43. 糖皮质激素对血细胞的作用是 （　　）
    A. 红细胞数目减少　　　　　　　　B. 中性粒细胞数目减少
    C. 淋巴细胞数目增多　　　　　　　D. 血小板数目增多
44. 糖皮质激素的生理作用是 （　　）
    A. 增强身体对应激刺激的抵抗力
    B. 增加淋巴细胞的数目
    C. 促进肝外组织合成蛋白质

    D. 降低血液中的肾上腺素水平

45. 对胰岛素分泌的叙述，错误的是（　　　）

    A. 血糖浓度升高时，胰岛素分泌增加

    B. 血中氨基酸和脂肪酸增高时，胰岛素分泌增加

    C. 胰高血糖素可抑制胰岛素分泌

    D. 胃肠激素中的抑胃肽可刺激胰岛素释放

46. 甲状腺激素分泌不足时可引起（　　　）

    A. TSH 分泌减少　　　　　　　　　B. 基础代谢率增加

    C. 中枢神经系统兴奋性增高　　　　D. 皮肤中黏蛋白增多，水潴留

47. 关于抗利尿激素，下述哪项是错误的（　　　）

    A. 由神经垂体释放

    B. 使远曲小管和集合管上皮细胞对水的通透性加大

    C. 由腺垂体合成

    D. 胸腔大静脉和左心房扩张时，抗利尿激素分泌减少

48. 下列哪一种激素不属于下丘脑调节肽（　　　）

    A. 促甲状腺激素释放激素　　　　　B. 生长激素

    C. 生长抑素　　　　　　　　　　　D. 促肾上腺皮质激素释放激素

49. 分泌醛固酮的部位是（　　　）

    A. 肾上腺髓质　　　　　　　　　　B. 肾上腺皮质球状带

    C. 肾上腺皮质束状带　　　　　　　D. 肾上腺皮质网状带

50. 神经垂体激素是指（　　　）

    A. 催产素和生长激素　　　　　　　B. 催产素和催乳素

    C. 血管升压素和催产素　　　　　　D. 催乳素和血管升压素

二、填空题

1. 激素按其化学本质可分为两大类，即_____和_____。

2. 内分泌腺分泌水平相对稳定主要是通过_____机制实现的。

3. 下丘脑和腺垂体的功能联系是通过_____实现的。

4. 下丘脑和神经垂体的功能联系是通过_____实现的。

5. 肾上腺皮质激素有_____、_____、_____三类。

6. 醛固酮在体内含量增加时，肾脏对 Na^+ 的重吸收_____，K^+ 的排出_____。

7. 交感-肾上腺髓质系统兴奋时血液中的去甲肾上腺素主要来自_____，肾上腺素主要来自_____。

8. 机体遭遇特殊紧急情况时，儿茶酚胺释放增加，它可使心输出量_____，肝糖原_____。

9. 应急反应和应激反应的主要区别在于，前者主要是_____系统的活动增强，而后者则是_____系统的活动增强。

10. 血液糖皮质激素水平增高，可通过对下丘脑和腺垂体的负反馈作用，抑制_____和_____的分泌，从而保证血液当中糖皮质激素浓度的相对稳定。

11. 甲状腺腺泡细胞内碘的活化需要在_____的催化下才能完成。

12. 甲状腺机能亢进时,血糖水平_____于正常,血液胆固醇水平_____于正常。

13. 血糖水平升高可引起胰岛素分泌_____。

14. 胰岛素的缺乏可造成血糖_____,血脂_____,蛋白质合成和储存_____。

三、名词解释题

1. 内分泌　2. 激素　3. 靶细胞　4. 允许作用　5. 促激素　6. 垂体门脉系统
7. 下丘脑-垂体束　8. 应激反应　9. 应急反应　10. 向心性肥胖　11. 呆小症
12. 肢端肥大症　13. 侏儒症　14. 甲亢　15. 第二信使

四、简答题

1. 简述含氮激素的作用机制。
2. 简述类固醇激素的作用机制。
3. 简述下丘脑和腺垂体在机能上的相互关系。
4. 简述下丘脑和神经垂体的机能联系。
5. 从生理学角度分析侏儒症和呆小症的主要区别。
6. 简述饮食长期缺碘为什么会导致甲状腺肿大。
7. 试各举一例说明激素之间存在相互协同、相互拮抗和相互制约的关系。
8. 简述用硫氧嘧啶治疗甲状腺功能亢进的机制是什么。

五、论述题

1. 论述寒冷条件下,甲状腺激素的分泌如何与神经系统配合使机体更好地适应环境变化。
2. 论述长期大量使用糖皮质激素的患者为什么不能突然停药。
3. 何为应激性刺激?论述在应激刺激作用下,肾上腺皮质和髓质分泌的调节及其生理意义。
4. 论述胰岛素对糖、蛋白质、脂肪代谢的调节作用及胰岛素分泌不足时可能出现的异常。
5. 调节血糖水平的激素主要有哪几种?它们对血糖水平有何影响?论述其作用机制。

参考答案

一、单项选择题

1. D　2. B　3. B　4. B　5. D　6. C　7. B　8. C　9. B　10. D　11. A　12. C　13. B
14. B　15. C　16. B　17. B　18. A　19. C　20. B　21. C　22. C　23. C　24. B
25. C　26. B　27. D　28. C　29. D　30. D　31. C　32. B　33. D　34. A　35. A
36. C　37. B　38. C　39. B　40. C　41. B　42. A　43. D　44. A　45. C　46. D
47. C　48. B　49. B　50. C

二、填空题

1. 含氮激素、类固醇激素
2. 负反馈
3. 垂体门脉
4. 垂体束
5. 盐皮质激素、糖皮质激素、性激素
6. 增加、增加
7. 肾上腺素能神经纤维末梢、肾上腺髓质
8. 增加、分解
9. 神经、内分泌
10. CRH、ACTH
11. 过氧化酶
12. 高、低
13. 增多
14. 升高、分解、减少

三、名词解释题

1. 内分泌　人体内某些腺体和细胞能分泌高效生物活性物质，通过血液或其他体液途径作用于靶细胞，调节它们的生理活动。这种有别于通过管道排出腺体分泌物（外分泌）的现象称为内分泌。

2. 激素　由内分泌腺或内分泌细胞分泌的高效活性物质，在体内作为信使传递信息，是对机体生理过程起调节作用的物质。

3. 靶细胞　能与某种激素起特异性反应的细胞，称为该激素的靶细胞。

4. 允许作用　某激素对某一生理反应并不起直接作用，但它的存在却能为另一种激素作用提供条件，使其生理效应明显增强。

5. 促激素　通常是指腺垂体分泌的能促进其靶腺组织增生和分泌的激素的总称，包括 TSH、ACTH、FSH、LH 等。

6. 垂体门脉系统　垂体上动脉的分支在下丘脑的正中隆起及漏斗柄上部形成初级毛细血管丛后再汇集成小静脉，沿垂体柄下行至腺垂体，再次形成次级毛细血管丛，具有两次的毛细血管网的血管系统，称为垂体门脉系统。

7. 下丘脑-垂体束　下丘脑视上核和室旁核神经元的轴突形成的神经纤维束，沿垂体柄下行，终止于神经垂体。

8. 应激反应　机体受到各种有害刺激，如低氧、创伤、手术、饥饿、疼痛、寒冷及精神紧张和焦虑不安等，血中 ACTH 浓度立即增加，糖皮质激素也相应增多。一般将能引起 ACTH 与糖皮质激素分泌增加的各种刺激，称为应激刺激，而产生的反应称为应激反应。

9. 应急反应　机体遭遇特殊紧急状况时，如畏惧、焦虑、剧痛、失血、脱水、低氧、暴冷暴热及剧烈运动等通过交感-肾上腺髓质系统调动起来，发生的适应性反应，称为应急反应。

10. 向心性肥胖　当肾上腺皮质功能亢进时，由于糖皮质激素对身体不同部位的脂肪作用不同，四肢脂肪分解增强，而腹、面、肩及背的脂肪合成增加，以致呈现出面圆、

背厚、躯干部发胖而四肢消瘦的特殊体型，称为向心性肥胖。

11. 呆小症　甲状腺激素是维持正常生长和发育不可缺少的激素，对骨和脑的发育尤为重要，甲状腺功能低下的儿童，表现为智力迟钝和身材矮小，这一症状称为呆小症。

12. 肢端肥大症　成年后过多地分泌生长激素，由于长骨不能再生长而刺激肢端短骨，下颌骨及其软组织增生以致出现手足粗大，下颌突出，内脏器官如肝和肾等增大，称为肢端肥大症。

13. 侏儒症　人幼年时期缺乏生长激素，生长发育停滞，身材矮小，称为侏儒症。

14. 甲亢　是由于甲状腺合成释放过多的甲状腺激素，造成机体代谢亢进和交感神经兴奋，引起心悸、出汗、进食和便次增多，以及体重减少的病症。

15. 第二信使　某些激素将所携带的信息传递到靶细胞的细胞外信使，称为第一信使；将这一信息传递到细胞内，使之产生生理效应的细胞内信使，称为第二信使。

四、简答题

1. 简述含氮激素的作用机制。

答：含氮激素分子较大，一般不能进入细胞内，只能将信息传到靶细胞表面，与细胞膜上的特异性受体结合，在这里激素作为第一信使，与激素结合的受体则通过细胞膜内的 G 蛋白激活膜内的腺苷酸环化酶，使细胞内的 ATP 转化为 cAMP，cAMP 作为第二信使进一步激活细胞内的蛋白激酶系统，最后影响蛋白质磷酸化过程，产生生理反应。也称第二信使学说。

2. 简述类固醇激素的作用机制。

答：类固醇激素一般分子较小且为脂溶性，可自由穿过细胞膜扩散入细胞内。进入细胞内的激素与细胞质中的受体结合，移位到细胞核内，与核内受体结合，进而启动（或抑制）DNA 的转录过程，或称基因表达过程，促进 mRNA 的形成，mRNA 进入细胞质，通过翻译作用形成特异性蛋白质从而发挥激素的生理效应，这一原理也称为基因表达学说。

3. 简述下丘脑和腺垂体在机能上的相互关系。

答：下丘脑正中隆起、弓状核等部位（这一区域统称为下丘脑促垂体区）的神经元可合成和分泌神经激素（称下丘脑调节多肽），由轴突转运至末梢，与垂体门脉系统的第一级毛细血管网接触并将激素释放入门脉系统，再由血液带到位于腺垂体的第二级毛细血管网，从而调节腺垂体的活动。目前已知的下丘脑调节肽有 9 种，它们分别对腺垂体的 7 种内分泌细胞的活动起兴奋或抑制作用。腺垂体分泌的 7 种激素可反馈作用于下丘脑调节其功能活动。

4. 简述下丘脑和神经垂体的机能联系。

答：下丘脑视上核和室旁核的神经元可合成血管升压素和催产素，沿神经轴突（下丘脑-垂体束）运送至神经垂体储存，当视上核、室旁核细胞体受到刺激时，神经冲动沿下丘脑-垂体束下传，使神经末梢去极化而将激素释放出来，进入附近的毛细血管。因此可以将神经垂体看作下丘脑的延伸部分，是储存和释放视上核、室旁核神经激素的部位。

5. 从生理学角度分析侏儒症和呆小症的主要区别。

答：（1）侏儒症是幼年时腺垂体生长激素合成分泌不足，造成机体生长停滞，长骨发育障碍产生的身材矮小的一种病症，但患者智力发育多属正常。（2）呆小症是由于先天性甲状腺发育不全，或出生后头几个月甲状腺机能障碍，造成甲状腺激素水平低下所致。由于甲状腺激素既影响长骨的发育又影响脑的发育生长，因此患者表现为身材矮小，智力低下。

6. 简述饮食长期缺碘为什么会导致甲状腺肿大。

答：甲状腺激素从化学本质上讲是酪氨酸的碘化物，因此碘是合成甲状腺激素的重要原料，饮食长期缺碘，甲状腺激素合成减少，血液中甲状腺激素水平下降，对腺垂体的反馈抑制作用减弱，从而促使腺垂体 TSH 的分泌增加，TSH 除了可促进甲状腺合成释放甲状腺激素以外，还可促进甲状腺细胞增生，导致甲状腺肿大。

7. 试各举一例说明激素之间存在相互协同、相互拮抗和相互制约的关系。

答：（1）激素之间的协同作用：肾上腺素、糖皮质激素、胰高血糖素均可使血糖水平升高，此为协同作用。（2）激素之间的拮抗作用：胰岛素使血糖降低，胰高血糖素使血糖升高，此为拮抗作用。（3）激素之间的相互制约：腺垂体分泌促激素（如 TSH）促进靶腺分泌，而靶腺激素则反馈性地抑制腺垂体的活动。

8. 简述用硫氧嘧啶治疗甲状腺功能亢进的机制是什么。

答：甲状腺激素合成过程中的碘的活化和酪氨酸的碘化都是在同一种过氧化酶的催化下完成的，抑制此酶的活性即可阻断甲状腺激素的合成和分泌。硫氧嘧啶具有抑制过氧化酶的作用，因此可用以治疗甲状腺功能亢进。

五、论述题

1. 论述寒冷条件下，甲状腺激素的分泌如何与神经系统配合使机体更好地适应环境变化。

答：寒冷刺激的信息达到中枢神经系统后，与下丘脑温度调节中枢接通信息，同时还通过单胺神经元，以去甲肾上腺素为递质与下丘脑中的 TRH 神经元发生联系，使 TRH 分泌增多。TRH 通过垂体门脉系统作用于腺垂体，使 TSH 释放增加，促进甲状腺激素分泌增加。甲状腺激素可提高大部分组织的耗氧率，增加产热，从而加强了机体适应寒冷的能力。

2. 论述长期大量使用糖皮质激素的患者为什么不能突然停药。

答：长期大量使用糖皮质激素类药物时，血液中糖皮质激素水平很高，糖皮质激素可与腺垂体中特异性受体结合，抑制腺垂体分泌 ACTH，并随后抑制其合成，还可使腺垂体对下丘脑 CRH 的反应性减弱。由于 ACTH 对肾上腺皮质束状带细胞的生长和分泌功能有促进作用，ACTH 的分泌减少和停止，势必造成肾上腺皮质束状带逐渐萎缩，分泌减少。患者如突然停药必将因自身分泌不足而使血液中糖皮质激素水平突然降低，产生一系列皮质激素缺乏的症状，如血糖下降、血压下降、神经系统兴奋性降低和对损伤性刺激抵抗力降低等。

3. 何为应激性刺激？论述在应激刺激作用下，肾上腺皮质和髓质分泌的调节及其生理意义。

答：（1）可引起 ACTH 和糖皮质激素分泌的意外损伤性刺激称为应激刺激，如剧烈的环境温度变化、缺氧、创伤、饥饿及精神紧张和焦虑不安等。（2）应激刺激通过下丘脑 CRH 神经元释放 CRH，使腺垂体 ACTH 分泌立即增加，随即糖皮质激素分泌也相应增多，这一反应称为应激反应。应激反应可以从以下方面调节机体的适应能力：①使能量代谢运转以糖代谢为中心，提高血糖水平，保证葡萄糖对重要器官的供应；②对儿茶酚胺的血管起允许作用，增强调节血压的反应。（3）此外，应激反应通过交感神经引起肾上腺髓质分泌增加，这一反应称为应急反应。肾上腺髓质激素作用：①作用于中枢神经系统，提高其兴奋性，使机体警觉性提高，反应灵敏；②提高心率及心收缩力，使心输出量增加，血液循环加速；③内脏血管收缩，肌肉血管舒张，血液重新分配，有利于应急时更重要的器官得到更多的血液供应；④物质代谢也相应发生变化，肝糖原分解加强，血糖升高；脂肪分解加强，血中游离脂肪酸增加。这些代谢变化有利于机体获得充足的能量，满足能量需求，有利于肌肉做功；⑤支气管平滑肌舒张，肺通气量增加，这些变化对机体与环境斗争或暂时度过紧急时刻，以便随时调整身体各种机能，争取时间脱险都很有利。总之应激（下丘脑-腺垂体-肾上腺皮质系统活动）和应急（交感神经-肾上腺髓质系统活动）相辅相成，共同维持机体的适应力和提高对损伤刺激的抵抗能力。

4. 论述胰岛素对糖、蛋白质、脂肪代谢的调节作用及胰岛素分泌不足时可能出现的异常。

答：（1）对糖代谢的调节：胰岛素一方面能促进血液中的葡萄糖进入肝、肌肉、脂肪等组织细胞，并在这些细胞内合成糖原，氧化分解，或转变成其他物质（如脂肪），另一方面又能抑制肝糖原分解和糖异生作用，由于胰岛素既能增加血糖的去路，又能减少血糖的来源，因此血糖浓度降低，胰岛素分泌不足时，血糖会明显升高。（2）对脂肪代谢的调节：胰岛素能促进进入脂肪细胞的葡萄糖转化为中性脂肪，并储存起来，同时还能抑制储存的脂肪分解，使血液中游离的脂肪酸减少。胰岛素还能抑制脂肪酸的氧化分解。当胰岛素分泌不足时，脂肪分解代谢加强，可出现高脂血症。（3）对蛋白质代谢的调节：胰岛素能使氨基酸进入细胞的速度加快，并促进细胞内蛋白质的合成和储存，抑制蛋白质分解。（4）当胰岛素分泌不足时，蛋白质分解增加，合成抑制，体内蛋白质储存总量减少，出现负氮平衡。

5. 调节血糖水平的激素主要有哪几种？它们对血糖水平有何影响？论述其作用机制。

答：（1）调节血糖水平的激素主要有胰岛素、肾上腺素、糖皮质激素和胰高血糖素。此外，甲状腺激素、生长激素等对血糖水平也有一定的作用。（2）胰岛素可加速糖的氧化利用，促进糖原合成，抑制糖异生，因而使血糖降低；肾上腺素使糖原分解加强，使血糖水平升高，还能抑制胰岛素分泌；糖皮质激素可促进糖异生，使肝糖原增加，此外，还能抑制组织细胞对葡萄糖的利用。对糖代谢起"开源节流"的作用，从而使血糖升高；胰高血糖素具有强烈的促进糖原分解和糖异生作用，使血糖明显升高；甲状腺激素大剂量时可促进糖的吸收和肝糖原分解，引起血糖升高，但也能加速外周组织对糖的利用，降低血糖，故血糖耐量试验可在正常范围内；生长激素对糖代谢的影响较复杂，可因剂量不同，因使用时间长短不同而结果不同，生理水平的生长激素可促进胰岛素分泌，加强对糖的利用，过量的生长激素则抑制糖的利用，使血糖趋于升高。

（冯雪桦 吴筱芳）

第十章 神 经 系 统

一、单项选择题

1. 关于神经纤维传导兴奋的叙述，下列哪一项是错误的（   ）
   A. 结构的完整性
   B. 功能的完整性
   C. 单向传导
   D. 相对不疲劳性

2. 神经冲动抵达末梢时，引起递质释放主要有赖于哪种离子的作用（   ）
   A. Cl^-
   B. Ca^{2+}
   C. Mg^{2+}
   D. Na^+

3. 关于突触传递的叙述，下列哪一项是正确的（   ）
   A. 双向传递
   B. 不易疲劳
   C. 突触延搁
   D. 不能总和

4. 兴奋性突触后电位是指在突触后膜上发生的电位变化为（   ）
   A. 极化
   B. 超极化
   C. 去极化
   D. 复极化

5. 兴奋性突触后电位的产生,是由于突触后膜提高了对下列哪种离子的通透性（   ）
   A. Ca^{2+}
   B. Cl^-
   C. K^+
   D. Na^+和K^+，尤其是Na^+

6. 关于抑制性突触后电位的产生，正确的叙述是（   ）
   A. 突触前轴突末梢超极化
   B. 突触后膜对Ca^{2+}、K^+通透性增大
   C. 突触后膜去极化
   D. 突触后膜出现超极化

7. 抑制性突触后电位的产生是由于突触后膜对下列哪种离子通透性增加所致（   ）
   A. Na^+、Cl^-、K^+，尤其是K^+
   B. Ca^{2+}、K^+、Cl^-，尤其是Ca^{2+}
   C. Na^+、K^+，尤其是Na^+
   D. K^+、Cl^-，尤其是Cl^-

8. 突触后抑制时，下列哪种情况不会出现（   ）
   A. 突触前膜释放神经递质
   B. 突触后膜Cl^-内流
   C. 突触后膜超极化
   D. 兴奋性突触后电位

9. 突触前抑制的发生是由于（   ）
   A. 突触前膜兴奋性递质释放量减少
   B. 突触前膜释放抑制性递质
   C. 突触后膜超极化
   D. 中间抑制性神经元兴奋的结果

10. 动作电位到达突触前膜引起递质释放与哪种离子的跨膜移动有关（   ）
    A. Ca^{2+}内流
    B. Ca^{2+}外流

C. Na^+内流　　　　　　　　　　D. Na^+外流

11. 关于神经递质的叙述，下列哪一项是错误的（　　）

　　A. 是参与突触传递的化学物质

　　B. 一般是在神经末梢突触小泡中合成

　　C. 曲张体是非突触性化学传递释放递质的部位

　　D. 受体阻断剂可阻断递质的传递作用

12. 神经末梢兴奋与递质释放之间的耦联因子是（　　）

　　A. Cl^-　　　　　　　　　　　　B. Ca^{2+}

　　C. Na^+　　　　　　　　　　　　D. K^+

13. 牵涉痛是指（　　）

　　A. 内脏痛引起体表特定部位的疼痛或痛觉过敏

　　B. 伤害性刺激作用于皮肤痛觉感受器

　　C. 伤害性刺激作用于内脏痛觉感受器

　　D. 肌肉和肌腱受牵拉时所产生的痛觉

14. 关于非特异性投射系统的叙述，下列哪一项是正确的（　　）

　　A. 由丘脑向大脑皮层投射具有点对点的投射关系

　　B. 引起特定感觉

　　C. 维持大脑清醒状态

　　D. 是所有感觉的上行传导通道

15. 特异性投射系统的主要功能是（　　）

　　A. 引起特定感觉并激发大脑皮层发出神经冲动

　　B. 维持大脑皮层的兴奋状态

　　C. 调节内脏功能

　　D. 维持觉醒

16. 下列哪一项是内脏痛的特点（　　）

　　A. 刺痛

　　B. 定位不精确

　　C. 必有牵涉痛

　　D. 牵涉痛的部位是内脏在体表的投射部位

17. 脊休克产生的原因是（　　）

　　A. 横断脊髓的损伤性刺激　　　　B. 外伤所致的代谢紊乱

　　C. 横断脊髓时大量出血　　　　　D. 断面以下脊髓丧失高位中枢的调节

18. 下列哪一项不属于脊休克的表现（　　）

　　A. 大小便失禁

　　B. 血压下降

　　C. 断面以下脊髓支配的骨骼肌肌紧张降低

　　D. 发汗反射消失

19. 叩击跟腱引起相连的同块肌肉收缩，属于（　　）

　　A. 肌紧张　　　　　　　　　　　B. 腱反射

C. 屈肌反射 D. 姿势反射

20. 维持躯体姿势的最基本的反射是（　　）
   A. 屈肌反射 B. 肌紧张反射
   C. 对侧伸肌反射 D. 翻正反射

21. 在中脑上、下丘叠体之间切断脑干的动物将出现（　　）
   A. 肢体麻痹 B. 去大脑僵直
   C. 脊休克 D. 腱反射加强

22. 对牵张反射的叙述，下列哪一项是错误的（　　）
   A. 感受器是肌梭 B. 基本中枢位于脊髓
   C. 是维持姿势的基本反射 D. 脊髓被横断后，牵张反射增强

23. 副交感神经兴奋的表现是（　　）
   A. 心跳加快加强 B. 支气管平滑肌舒张
   C. 胃肠运动加强 D. 瞳孔散大

24. 交感神经节前纤维释放的递质是（　　）
   A. 乙酰胆碱 B. 去甲肾上腺素
   C. 5-羟色胺 D. 多巴胺

25. 支配骨骼肌的躯体运动神经释放的递质为（　　）
   A. 肾上腺素 B. 去甲肾上腺素
   C. 儿茶酚胺 D. 乙酰胆碱

26. 下列哪一类神经纤维属于肾上腺素能神经（　　）
   A. 副交感神经的节前纤维
   B. 副交感神经节后纤维
   C. 绝大部分交感神经的节后纤维
   D. 躯体运动神经纤维

27. 下列哪项不属于胆碱能神经纤维（　　）
   A. 所有自主神经节前纤维 B. 大多数副交感神经节后纤维
   C. 大多数交感神经节后纤维 D. 骨骼肌的运动神经纤维

28. 对于 N 型受体的叙述，下列哪一项是错误的（　　）
   A. 属于胆碱能受体
   B. 能与毒蕈碱发生特异性结合
   C. 存在于交感神经节内神经元的突触后膜上
   D. 存在于副交感神经节内神经元的突触后膜上

29. 对于 M 型受体的叙述，下列哪一项是错误的（　　）
   A. 属于胆碱能受体
   B. 能与毒蕈碱发生特异性结合
   C. 存在于副交感神经节后纤维的效应器细胞膜上
   D. 存在于神经-骨骼肌接头的终板膜上

30. 胆碱能 M 受体活化产生的效应是（　　）
   A. 心脏活动兴奋 B. 支气管平滑肌收缩

C. 胃肠道平滑肌舒张   D. 膀胱壁尿肌舒张

31. N 型受体的阻断剂是（ ）
 A. 筒箭毒   B. 阿托品
 C. 普萘洛尔   D. 酚妥拉明

32. 支配心脏的交感神经所释放的递质是（ ）
 A. 肾上腺素   B. 去甲肾上腺素
 C. 多巴胺   D. 乙酰胆碱

33. 神经系统实现其调节功能的基本方式是（ ）
 A. 兴奋和抑制   B. 负反馈
 C. 反射   D. 自身调节

34. 属于肾上腺素能受体的是（ ）
 A. M、N 和 α   B. M、N_1 和 β
 C. M、α 和 β   D. α、$β_1$ 和 $β_2$

35. 可被阿托品阻断的受体是（ ）
 A. α 受体   B. β 受体
 C. N 型受体   D. M 型受体

36. 注射阿托品后，不会出现（ ）
 A. 汗腺分泌减少   B. 胃酸分泌减少
 C. 心率减慢   D. 支气管平滑肌舒张

37. 阿托品能阻断自主性神经支配的效应器上的（ ）
 A. M 受体   B. β 受体
 C. N_1 受体   D. N_2 受体

38. α 受体的阻断剂是（ ）
 A. 筒箭毒   B. 阿托品
 C. 普萘洛尔   D. 酚妥拉明

39. 人的基本生命中枢位于（ ）
 A. 延髓   B. 脑桥
 C. 下丘脑   D. 丘脑

40. 关于神经纤维传导的特征的描述，错误的是（ ）
 A. 结构完整性   B. 功能完整性
 C. 单向传导   D. 相对不易疲劳性

41. 对于突触的叙述，错误的是（ ）
 A. 由一个神经元的轴突末梢与其他神经元的胞体或突起相接触的部位
 B. Na^+进入突触小体可促进递质释放
 C. 递质与后膜特异性受体结合
 D. 突触后膜的局部电变化称为突触后电位

42. 大脑皮层的体表感觉区的错误叙述是（ ）
 A. 中央后回是全身体表感觉的主要投射区
 B. 除头面部外，呈交叉性投射

  C. 躯体投射空间定位呈倒置

  D. 头面部投射空间定位呈倒置

43. 用细胞内记录方法测得神经元的静息电位值一般为（　　　）

  A. −50～−30mV   B. −60～−40mV

  C. −70～−60mV   D. −90～−70mV

44. 中枢神经系统的基本功能活动是（　　　）

  A. 学习和记忆   B. 兴奋和抑制

  C. 反射和反馈   D. 反应和适应

45. 传入侧支性抑制的生产是由于（　　　）

  A. 兴奋性中间神经元兴奋   B. 抑制性中间神经元兴奋

  C. 抑制性中间神经元抑制   D. 兴奋性递质破坏过多

46. 在脊髓前角，由 Renshaw 细胞参与构成的抑制称为（　　　）

  A. 突触前抑制   B. 传入侧支性抑制

  C. 回返性抑制   D. 交互抑制

47. 突触前抑制的结构基础是突触前存在（　　　）

  A. 轴突-树突式突触   B. 轴突-胞体式突触

  C. 轴突-轴突式突触   D. 曲张体

48. 脊髓突然横断后，断面以下的脊髓所支配的骨骼肌紧张性（　　　）

  A. 增强   B. 不变

  C. 减弱   D. 显著增强

49. 下列哪一生理活动的中枢不在延髓？（　　　）

  A. 体温调节   B. 呼吸运动

  C. 心血管运动   D. 消化道运动

50. 反射中枢是指中枢神经系统内存在的（　　　）

  A. 具有整合作用的神经元群

  B. 局部神经元回路

  C. 具有调节某一特定生理功能的神经通路

  D. 具有调节某一特定生理功能的神经元群

二、填空题

1. 神经系统的基本活动方式是_____。

2. 神经纤维传导兴奋的特征主要有_____、_____、_____、_____。

3. 突触传递的特征是_____、_____、_____、_____、_____、_____和_____。

4. 由突触前膜释放参与突触传递的化学物质称为_____。

5. 兴奋性突触后电位是指突触前膜释放_____递质，使突触后膜产生_____的局部电位。

6. 突触后抑制是在_____神经元参与下实现的。

7. 特异性投射系统的功能是_____，_____；非特异性投射系统的功能是_____

大脑皮层兴奋性，使机体_____状态。

8. 牵张反射包括_____和_____两种类型，牵张反射的感受器是_____。

9. 肌紧张是_____反射的基础。

10. 动物在中脑上、下丘之间横断后，出现_____肌紧张性亢进的现象，称为_____。

11. 能识别乙酰胆碱并与之结合的受体称为_____受体；能识别去甲肾上腺素并与之结合的受体称为_____受体。

12. 交感神经兴奋时，心率_____，支气管平滑肌_____，瞳孔_____。

13. 支配内脏器官活动的传出神经系统称为_____神经系统，它包括_____神经和_____神经两部分。

14. 副交感神经兴奋时，心率_____，支气管平滑肌_____，瞳孔_____。

三、名词解释题

1. 突触 2. 神经递质 3. 兴奋性突触后电位 4. 抑制性突触后电位 5. 突触后抑制
6. 突触前抑制 7. 脊休克 8. 牵张反射 9. 去大脑僵直 10. 特异性投射系统
11. 非特异性投射系统 12. 牵涉痛 13. 自主神经系统 14. 胆碱能纤维
15. 肾上腺素能纤维

四、简答题

1. 比较兴奋性突触和抑制性突触传递原理的异同。
2. 何谓骨骼肌的牵张反射？牵张反射有哪几种类型？有何生理意义？
3. 何谓胆碱能纤维？哪些神经纤维属于这类神经纤维？
4. 简述什么是肾上腺素能纤维，哪些神经纤维属于肾上腺素能纤维。
5. 简述胆碱能受体分为哪两种，它们的受体激动剂和阻断剂主要是什么。
6. 简述肾上腺素能受体分为哪两种，它们的受体激动剂和拮抗剂主要是什么。
7. 简述小脑对躯体运动主要有哪些调节功能。
8. 简述内脏痛的特点。

五、论述题

1. 何谓突触后抑制？有哪几种类型？各有何生理意义？
2. 何谓脊休克？它的主要表现和发生原因是什么？
3. 论述特异性和非特异性投射系统在结构和功能上各有什么特点？
4. 论述交感神经和副交感神经的功能特征有哪些？

参考答案

一、单项选择题

1. C 2. B 3. C 4. C 5. D 6. D 7. D 8. D 9. A 10. A 11. B 12. B
13. A 14. C 15. A 16. B 17. D 18. A 19. B 20. B 21. B 22. D 23. C

24. A　25. D　26. C　27. C　28. B　29. D　30. B　31. A　32. B　33. C　34. D
35. D　36. C　37. A　38. D　39. A　40. C　41. B　42. D　43. D　44. B　45. B
46. C　47. C　48. C　49. A　50. D

二、填空题

1. 反射

2. 生理完整性、绝缘性、双向传导性、相对不疲劳性

3. 单向传递、中枢延搁、总和、兴奋节律的改变、后发放、对内环境变化的敏感性、易疲劳性

4. 递质

5. 兴奋性、去极化

6. 抑制性中间

7. 产生特定的感觉、并激发大脑皮层发出传出神经冲动、维持和改变、保持觉醒（兴奋）

8. 肌紧张、腱反射、肌梭感受器

9. 姿势

10. 伸、去大脑僵直

11. 胆碱能、肾上腺素能

12. 加快、舒张、扩大

13. 自主、交感、副交感

14. 减慢、收缩、缩小

三、名词解释题

1. 突触　在神经元与神经元之间、神经元与效应器细胞之间相互接触并具有传递功能的部位。

2. 神经递质　一般指由突触前神经末梢释放的，作用于突触后膜的特异性受体，使突触后膜电位发生改变，从而引起兴奋或抑制效应的特殊化学物质。

3. 兴奋性突触后电位　兴奋性突触兴奋时，突触前膜释放兴奋性递质，作用于突触后膜特异受体，突触后膜离子通道开放，以 Na^+ 内流为主，在突触后膜上产生的局部去极化电位。

4. 抑制性突触后电位　在抑制性突触中，突触前膜释放抑制性递质，作用于突触后膜特异受体，突触后膜离子通道开放，以 Cl^- 内流为主，产生突触后膜超极化电位，它能降低突触后神经元的兴奋性。

5. 突触后抑制　兴奋性神经元使抑制性中间神经元兴奋，抑制性中间神经元释放抑制性递质，使突触后膜产生抑制突触后电位。

6. 突触前抑制　通过改变突触前膜的活动，最终使突触后神经元兴奋性降低，从而引起抑制的现象。

7. 脊休克　脊髓与高位中枢离断后，断面以下的脊髓暂时丧失反射活动能力，进入无反应状态的现象。

8. 牵张反射　神经支配的骨骼肌受到外力牵拉而伸长时,反射性地引起受牵拉肌肉收缩,称牵张反射。

9. 去大脑僵直　在中脑上下丘之间横断脑干,动物立刻出现四肢伸直,头尾昂起,脊柱挺硬等伸肌过度紧张的现象。

10. 特异性投射系统　是指丘脑感觉接替核发出的纤维投射到大脑皮层特定区域,具有点对点投射关系的感觉投射系统。

11. 非特异性投射系统　是指丘脑髓板内侧核群弥散地投射到大脑皮层广泛区域的非专一性感觉投射系统。

12. 牵涉痛　内脏疾病引起体表某部位的疼痛或痛觉过敏现象。

13. 自主神经系统　调节内脏功能的神经系统不受意识的控制,包括中枢部分和外周部分。

14. 胆碱能纤维　释放乙酰胆碱作为递质的神经纤维。

15. 肾上腺素能纤维　释放去甲肾上腺素作为递质的神经纤维。

四、简答题

1. 比较兴奋性突触和抑制性突触传递原理的异同。

答:

动作电位抵达突触前轴突末梢

↓

Ca^{2+}内流:降低轴浆黏度和消除突触前膜内的负电位

↓

突触小泡中递质释放

↓　　　　　　↓

兴奋性递质　　　　抑制性递质

↓　　　　　　↓

递质与突触后膜受体结合

↓　　　　　　↓

突触后膜离子通道开放

↓　　　　　　↓

突触后膜对Na^+(主)K^+通透性↑　　　　突触后膜对Cl^-(主)K^+通透性↑

↓　　　　　　↓

产生EPSP　　　　产生IPSP

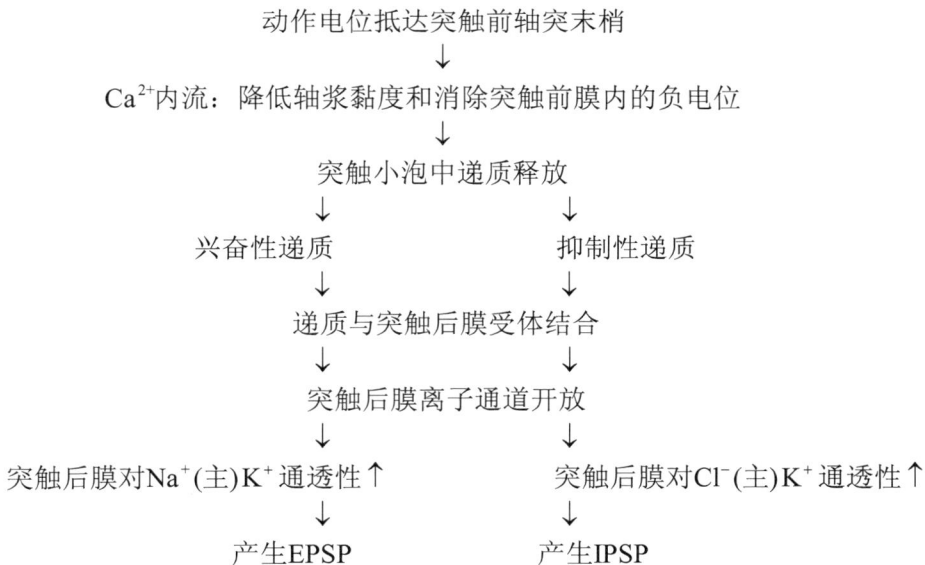

2. 何谓骨骼肌的牵张反射?牵张反射有哪几种类型?有何生理意义?

答:(1)与神经中枢保持正常联系的骨骼肌,在受到外力牵拉使其伸长时,引起受牵拉的同一肌肉收缩的反射活动称为牵张反射。(2)牵张反射分为位相性牵张反射(腱反射)和紧张性牵张反射(肌紧张)。紧张性牵张反射(肌紧张)的生理意义在于维持身体的姿势,并构成一切躯体运动的基础。位相性牵张反射(腱反射)的生理意义是可作为检查神经系统功能状态的指标。

3. 何谓胆碱能纤维？哪些神经纤维属于这类神经纤维？

答：以乙酰胆碱为递质的神经纤维。包括交感神经和副交感神经的全部节前纤维，少数交感和多数副交感神经的节后纤维，以及躯体运动神经纤维。

4. 简述什么是肾上腺素能纤维，哪些神经纤维属于肾上腺素能纤维。

答：（1）以去甲肾上腺素为递质的神经纤维称为肾上腺素能纤维。（2）大多数交感神经的节后纤维属于肾上腺素能纤维。

5. 简述胆碱能受体分为哪两种，它们的受体激动剂和阻断剂主要是什么。

答：（1）胆碱能受体分为两类：M（毒蕈碱）受体，存在于心肌、平滑肌、腺体（$M_1 \sim M_5$）；N（烟碱）受体：N_1（神经元型）、N_2（肌肉型）。（2）受体激动剂：M 受体——毒蕈碱（乙酰胆碱）；N_1 受体——烟碱（乙酰胆碱）；N_2 受体——烟碱（乙酰胆碱）。（3）受体阻断剂：M 受体——阿托品；N 受体——箭毒碱；N_1 受体——六烃季铵；N_2 受体——十烃季铵。

6. 简述肾上腺素能受体可分为哪两种，受体激动剂和拮抗剂主要是什么。

答：（1）肾上腺素能受体可分为：α 受体（α_1、α_2）；β 受体（β_1、β_2）。（2）受体激动剂：α 受体——去甲肾上腺素、肾上腺素；β 受体——肾上腺素、去甲肾上腺素；（3）受体拮抗剂：α 受体——酚妥拉明；α_1 受体——哌唑嗪；α_2 受体——育亨宾；β 受体——普萘洛尔；β_1 受体——阿替洛尔、普拉洛尔（心得宁）；β_2 受体——丁氧胺。

7. 简述小脑对躯体运动主要有哪些调节功能。

答：（1）前庭小脑，其主要功能是参与维持身体平衡，协调肌群活动，其功能与前庭器官密切相关。（2）脊髓小脑，其主要功能是调节肌紧张，调节躯干和四肢的随意运动。（3）新小脑，其主要功能是参与随意运动的计划、运动程序编制和时序安排功能。

8. 简述内脏痛的特点。

答：①发生缓慢，持续时间较长；②对切割、烧灼、电刺激不敏感，而一定程度对缺血、牵拉、痉挛、炎症等刺激敏感；③疼痛区域弥散，定位不清，分辨能力差；④常伴有自主神经反射反应；⑤有些内脏病变常伴有牵涉痛。

五、论述题

1. 何谓突触后抑制？有哪几种类型？各有何生理意义？

答：（1）突触后抑制是指兴奋性神经元使抑制性中间神经元兴奋，抑制性中间神经元释放抑制性递质，使突触后膜产生抑制突触后电位，从而使突触后神经元的兴奋性降低而产生抑制效应。（2）包括传入侧支性抑制和回返性抑制。（3）生理意义：传入侧支性抑制具有协调反射中枢之间的活动，从而协调反射活动的作用；回返性抑制通过对传出神经元的活动进行负反馈调节，从而可以对反射活动进行精细调节。

2. 何谓脊休克？它的主要表现和发生原因是什么？

答：（1）脊休克是指脊髓与高位中枢离断后，断面以下的脊髓暂时丧失反射活动能力，进入无反应状态的现象。（2）主要表现：断面以下的脊髓所整合的屈反射、交叉伸肌反射、腱反射与肌紧张均消失，外周血管扩张，动脉血压下降，出汗、排尿、排便抑制。上述表现是暂时的，脊髓反射可逐渐恢复。（3）原因：脊髓突然失去高位中枢的调节而暂时丧失反射能力，也是由于脊髓对高位中枢的长期依赖性所造成的。

3. 论述特异性和非特异性投射系统在结构和功能上各有什么特点？

答：（1）起源部位不同：特异性投射系统主要起源于丘脑特异性核和联络核；非特异性投射系统起源于非特异性核（髓板内侧核群）。（2）在大脑皮层投射区域不同：特异性投射系统点对点投射到大脑皮层的特定区域；非特异性投射系统弥散投射到大脑皮层的广泛区域。（3）功能不同：特异性投射系统引起大脑皮层产生特定的感觉，并激发皮层发出神经冲动；非特异性投射系统维持和改变大脑皮层的兴奋状态，并构成特异性感觉的背景或基础。

4. 论述交感神经和副交感神经的功能特征有哪些？

答：（1）对同一效应器双重支配：内脏器官受交感和副交感双重神经支配（皮、肌肉的血管、汗腺、肾上腺髓质除外），一般情况下，交感和副交感作用相互拮抗。（2）紧张性支配：交感神经和副交感神经对外周器官的支配，一般具有持久的紧张性作用。（3）受效应器功能状态的影响。（4）对整体生理功能的调节意义：交感神经系统的作用范围较广泛，其作用是使机体迅速适应环境的急剧变化（应急反应），等于能量动员系统；副交感神经系统的作用范围较小，其作用是促进消化吸收、积蓄能量及加强排泄和生殖功能，等于能量储备系统。

（黄　兰　李白雪）

第二部分　生理学模拟试卷

生理学模拟试卷一

一、**单项选择题**（每小题 4 个备选答案中只有一个最佳答案，每小题 1 分，共 30 小题，共计 30 分）

1. 破坏动物中枢神经系统后，下列何种情况消失（　　）
   - A. 兴奋
   - B. 抑制
   - C. 反应
   - D. 反射

2. 轻触眼角膜引起眨眼动作的调节属于（　　）
   - A. 反馈调节
   - B. 神经-体液调节
   - C. 神经调节
   - D. 自身调节

3. 以下哪项是由负反馈调节的生理过程（　　）
   - A. 分娩
   - B. 降压反射
   - C. 小肠运动
   - D. 排尿反射

4. 能比较迅速反映内环境变动状况的体液是（　　）
   - A. 血浆
   - B. 尿液
   - C. 细胞内液
   - D. 淋巴液

5. 葡萄糖从细胞外液进入红细胞内属于（　　）
   - A. 单纯扩散
   - B. 主动转运
   - C. 通道介导的易化扩散
   - D. 载体介导的易化扩散

6. 神经纤维动作电位复极化的原理是（　　）
   - A. Na^+迅速内流
   - B. Ca^{2+}内流
   - C. K^+迅速外流
   - D. K^+内流

7. 血细胞比容是指红细胞（　　）
   - A. 与血清容积之比
   - B. 在血液中的体积分数
   - C. 在血清中的体积分数
   - D. 与血浆容积之比

8. 血浆胶体渗透压主要决定于（　　）
   - A. 血浆白蛋白含量
   - B. 血浆总蛋白含量
   - C. 血浆球蛋白含量
   - D. 血浆 NaCl 含量

9. 肝素抗凝的主要机制是（　　）
   - A. 抑制血小板的聚集
   - B. 抑制凝血酶原的激活
   - C. 抑制凝血因子X的激活
   - D. 增强抗凝血酶III活性

10. 纤溶酶的主要作用是（　　）

    A. 激活因子XII
                B. 抑制激肽系统

    C. 水解纤维蛋白原及纤维蛋白
    D. 水解凝血酶及因子Ⅴ、因子Ⅶ

11. 输血时主要考虑供血者的（　　）

    A. 红细胞不被受血者红细胞所凝集
    B. 血浆不被受血者血浆所凝集

    C. 红细胞不发生叠连
    D. 红细胞不被受血者血浆所凝集

12. 某人失血后先后输入A型血、B型血各150ml均未发生凝集反应,该人血型为（　　）

    A. B型
                B. O型

    C. AB型
               D. A型

13. 处于抵御化脓性细菌入侵第一线的细胞是（　　）

    A. 嗜碱性粒细胞
                B. 中性粒细胞

    C. 嗜酸性粒细胞
                D. 淋巴细胞

14. 调节红细胞生成的主要体液因素是（　　）

    A. 促红细胞生成素
                B. 雌激素

    C. 甲状腺激素
                D. 雄激素

15. 微循环中直捷通路的作用是（　　）

    A. 物质交换
                B. 调节体温

    C. 调节外周阻力
              D. 促进血液回流

16. 血浆蛋白减少时引起组织水肿的原因是（　　）

    A. 淋巴液回流减少
              B. 毛细血管通透性增加

    C. 血浆胶体渗透压降低
         D. 毛细血管血压升高

17. 心动周期中，心室血液的充盈主要取决于（　　）

    A. 心房收缩的挤压作用
        B. 心室舒张时的抽吸作用

    C. 胸内负压促进静脉回心
    D. 骨骼肌的挤压作用促进静脉回心

18. 在影响心肌收缩力的因素中，心室舒张末期容积相当于（　　）

    A. 前负荷
                B. 后负荷

    C. 神经因素
                D. 体液因素

19. 影响动脉血压的因素不包括（　　）

    A. 心率
                B. 外周阻力

    C. 循环血量
                D. 重力

20. 第一心音可代表（　　）

    A. 心房收缩期开始
             B. 心房舒张期开始

    C. 心室收缩期开始
           D. 心室舒张期开始

21. 当心率超过180次/min，心输出量减少的原因是（　　）

    A. 心脏射血期明显缩短
        B. 心肌收缩力明显减弱

    C. 每搏输出量减少不明显
    D. 心室充盈期明显缩短

22. 用于分析比较不同身材个体心功能的常用指标是（　　）

    A. 每分输出量
             B. 射血分数

    C. 心指数
                D. 心脏做功量

23. 心电图中 QRS 波群代表（   ）

    A. 心房去极化

    B. 心室去极化

    C. 心房复极化

    D. 心室复极化

24. 决定肺换气和组织换气方向的主要因素是（   ）

    A. 气体分压差

    B. 气体分子质量大小

    C. 呼吸膜的通透性

    D. 气体溶解度

25. 某人肺通气量为 7.5L/min，呼吸频率为 20 次/min，无效腔容量为 125ml，每分心排出量为 5L，他的通气/血流值为（   ）

    A. 0.8

    B. 0.7

    C. 0.9

    D. 1.0

26. 肺活量等于（   ）

    A. 潮气量+补呼气量

    B. 潮气量+补吸气量

    C. 潮气量+补呼气量+补吸气量

    D. 潮气量+余气量

27. 基本的心血管呼吸中枢位于（   ）

    A. 脊髓

    B. 延髓

    C. 脑桥

    D. 中脑

28. 消化液的主要成分是（   ）

    A. 水、无机盐和多种有机物

    B. 离子、蛋白酶和淀粉酶

    C. 离子、脂肪酶和淀粉酶

    D. 水、无机盐和蛋白酶

29. 对脂肪、蛋白质消化作用最强的消化液是（   ）

    A. 胃液

    B. 胆汁

    C. 小肠液

    D. 胰液

30. 当环境温度大于体温时，机体的散热方式是（   ）

    A. 对流

    B. 传导

    C. 蒸发

    D. 辐射

二、填空题（31～34 每空 1 分，共 10 空，共计 10 分）

31. 生理学研究的三个水平是_____、_____、_____。

32. 钠泵活动时，每分解_____ATP，可_____3 个 Na^+，同时_____2 个 K^+。

33. 膜电位增大称为_____。

34. 尿液生成的过程有_____、_____、_____。

三、名词解释题（35～39 每小题 4 分，共 5 小题，共计 20 分）

35. 兴奋

36. 等张收缩

37. 基础代谢率

38. 中心静脉压

39. 肾糖阈

四、简答题（40～43 每小题 5 分，共 4 小题，共计 20 分）

40. 简述神经调节的概念与特点。

41. 简述血液的组成与功能。

42. 简述呼吸的过程。

43. 简述大量出汗尿量有何变化，为什么。

五、论述题（44～45 每小题 10 分，共 2 小题，共计 20 分）

44. 实验中夹闭兔一侧颈总动脉后，兔的血压有何变化？为什么？

45. 论述胃液有哪些成分，每种成分的生理作用是什么。

参考答案与评分标准

一、单项选择题（每小题 4 个备选答案中只有一个最佳答案，每小题 1 分，共 30 小题，共计 30 分）

1. D　2. C　3. B　4. A　5. D　6. C　7. B　8. A　9. D　10. C　11. D　12. C　13. B
14. A　15. D　16. C　17. B　18. A　19. D　20. C　21. D　22. C　23. B　24. A　25. D
26. C　27. B　28. A　29. D　30. C

二、填空题（31～34 每空 1 分，共 10 空，共计 10 分）

31. 整体、器官与系统、细胞与分子

32. 1 分子、泵出、泵入

33. 超级化

34. 肾小球滤过、肾小管重吸收、肾小管分泌

三、名词解释题（35～39 每小题 4 分，共 5 小题，共计 20 分）

35. 兴奋　机体（1分）受刺激（1分）由静止（1分）变为活动（1分）的过程（细胞受刺激产生动作电位的过程）。

36. 等张收缩　肌肉收缩时（1分），张力不变（2分），长度缩短（1分）。

37. 基础代谢率　单位（1分）时间内（1分）的基础（1分）代谢（1分）。

38. 中心静脉压　右心房（1分）和腔静脉（1分）的静脉（1分）血压（1分）。

39. 肾糖阈　尿中（1分）不出现（1分）葡萄糖时的最高（1分）血糖浓度（1分）。

四、简答题（40～43 每小题 5 分，共 4 小题，共计 20 分）

40. 简述神经调节的概念与特点。

答：中枢神经系统（2分）通过神经纤维（2分）对所支配的器官组织产生的调节方式（1分）。

41. 简述血液的组成与功能。

答：血液的组成：血浆（水和溶质）（1分）与血细胞（红细胞、白细胞、血小板）（1分）。血液的功能：运输（1分）、维持内环境稳态（1分）、免疫防疫（1分）。

42. 简述呼吸的过程。

答：外呼吸（肺通气、肺换气）（2分），气体运输（2分），内呼吸（1分）。

43. 简述大量出汗尿量有何变化，为什么。

答：大量出汗尿量明显减少（1分）。大量出汗，由于汗液是低渗的，因此大量水分丢失，血浆晶体渗透压升高（1分），刺激中枢渗透压感受器（1分），使抗利尿激素分泌增多（1分），在该激素作用下，远曲小管和集合管对水的重吸收增强（1分），使尿量减少。

五、论述题（44～45 每小题 10 分，共 2 小题，共计 20 分）

44. 实验中夹闭兔一侧颈总动脉后，兔的血压有何变化？为什么？

答：实验中夹闭兔一侧颈总动脉后，血液对颈动脉窦压力感受器的刺激减小（1分），窦神经传入冲动减小（1分），心交感中枢与交感缩血管中枢活动增强（1分），心迷走中枢活动减弱（1分），心交感神经活动增强，心迷走神经活动减弱（1分），使心率增快，收缩力增强，心输出量增加（1分）；与此同时，交感缩血管神经活动增强（1分），容量血管收缩，回心血量增加，使心输出量进一步增加（1分）；阻力血管收缩，使外周阻力增高（1分），血压升高（1分）。

45. 论述胃液有哪些成分，每种成分的生理作用是什么。

答：胃液成分包括水、无机物、有机物黏液、内因子等。

水（1分），其生理作用是将食物稀释为等渗，有利于吸收（1分）。

无机物：盐酸（1分），激活胃蛋白酶原，为其提供适宜的 pH 环境（1分），杀菌（1分），促进胆汁、胰液、小肠液分泌，铁、钙吸收，使蛋白质变性，易消化（1分）。

有机物：胃蛋白酶原（1分），被盐酸激活后，可将蛋白质分解为䏰胨（1分）。

黏液，可形成黏液-碳酸氢盐屏障（1分）。

内因子，保护和帮助维生素 B_{12} 吸收（1分）。

生理学模拟试卷二

一、**单项选择题**（每小题 4 个备选答案中只有一个最佳答案，每小题 1 分，共 30 小题，共计 30 分）

1. 体液调节的特点为（　　　）
   A. 迅速
   B. 精确
   C. 持久
   D. 短暂

2. 肌肉兴奋-收缩耦联的关键离子是（　　　）
   A. 钠离子
   B. 钙离子
   C. 钾离子
   D. 镁离子

3. 与人体血浆渗透压相等的溶液是（　　　）
   A. 5%葡萄糖溶液
   B. 10%葡萄糖溶液
   C. 0.9%氯化钾溶液
   D. 0.09%氯化钠溶液

4. 生成红细胞的重要原料是（　　　）
   A. 叶酸
   B. 蛋白质和铁
   C. 维生素 B_{12}
   D. 促红细胞生成素

5. 正常血液中主要的抗凝物质是（　　　）
   A. 草酸钾
   B. 柠檬酸钠
   C. 钙离子
   D. 抗凝血酶Ⅲ和肝素

6. 减压反射的生理意义是（　　　）
   A. 降低动脉血压
   B. 升高动脉血压
   C. 减弱心脏活动
   D. 维持动脉血压稳定

7. 心动周期中房室瓣开放，动脉瓣关闭的时期是（　　　）
   A. 等容收缩期
   B. 射血期
   C. 等容舒张期
   D. 充盈期

8. 心肌不会产生强直收缩的原因是（　　　）
   A. 心肌是功能上的合胞体
   B. 心肌有自动节律性
   C. 心肌收缩时 Na^+ 来自细胞外
   D. 心肌有效不应期特别长

9. 房室延搁的生理意义（　　　）
   A. 使心室肌不会产生完全强直收缩
   B. 增强心室肌收缩力
   C. 延长心室肌舒张期
   D. 使心房、心室不会同步收缩

10. 心脏自律性最高的组织是（　　）
    A. 窦房结　　　　　　　　　　　　B. 房室交界
    C. 房室束　　　　　　　　　　　　D. 浦肯野纤维

11. 交感神经兴奋对心脏的效应是（　　）
    A. 心率加快　　　　　　　　　　　B. 心率减慢
    C. 心肌收缩力减弱　　　　　　　　D. 兴奋传导速度减慢

12. 下列有关胸内压的错误叙述是（　　）
    A. 由肺的回缩力形成　　　　　　　B. 保持肺的扩张状态
    C. 降低肺泡表面张力　　　　　　　D. 促进血液淋巴回流

13. 肺的顺应性减小表示（　　）
    A. 弹性阻力减小，肺易扩张　　　　B. 弹性阻力减小，肺不易扩张
    C. 弹性阻力增大，肺不易扩张　　　D. 弹性阻力增大，肺易扩张

14. 体内 CO_2 分压最高的部位是（　　）
    A. 静脉血液　　　　　　　　　　　B. 动脉血液
    C. 组织液　　　　　　　　　　　　D. 细胞内液

15. 通气/血流值是指（　　）
    A. 每分肺通气量与每分肺血流量之比
    B. 每分肺泡通气量与每分肺血流量之比
    C. 每分最大通气量与每分肺血流量之比
    D. 肺活量与每分肺血流量之比

16. 有关平静呼吸的正确叙述是（　　）
    A. 吸气时膈肌、肋间外肌收缩
    B. 吸气时膈肌、肋间外肌舒张
    C. 呼气时膈肌、肋间外肌收缩
    D. 呼气时膈肌收缩，肋间外肌舒张

17. 中枢化学感受器对下列哪项刺激最敏感（　　）
    A. 血液中的 H^+　　　　　　　　B. 血液中的 CO_2
    C. 脑脊液中的 CO_2　　　　　　　D. 脑脊液中的 H^+

18. 低 O_2 对呼吸的兴奋是通过（　　）
    A. 刺激颈动脉窦、主动脉弓压力感受器
    B. 间接刺激中枢化学感受器
    C. 直接刺激中枢化学感受器
    D. 刺激颈动脉体、主动脉体化学感受器

19. 以下对胃液中盐酸作用的描述，错误的是（　　）
    A. 激活胃蛋白酶原
    B. 提供胃蛋白酶所需的最适宜的 pH 环境
    C. 使蛋白质变性，易于水解
    D. 进入小肠后抑制胰液的分泌

20. 激活胰蛋白酶原的主要物质是（　　　）
    A. 盐酸　　　　　　　　　　　　B. 组织液
    C. 肠致活酶　　　　　　　　　　D. 胰蛋白酶本身

21. 胆汁中不含有（　　　）
    A. 胆盐　　　　　　　　　　　　B. 胆固醇
    C. 胆色素　　　　　　　　　　　D. 脂肪酶

22. 胰液中不含有（　　　）
    A. 碳酸氢盐　　　　　　　　　　B. 胰蛋白酶原
    C. 肠致活酶　　　　　　　　　　D. 胰淀粉酶和脂肪酶

23. 胃排空的动力是
    A. 胃扩张　　　　　　　　　　　B. 食物总量
    C. 胃运动　　　　　　　　　　　D. 十二指肠内容物

24. 体温调节的基本中枢位于（　　　）
    A. 脊髓　　　　　　　　　　　　B. 丘脑
    C. 下丘脑　　　　　　　　　　　D. 大脑皮质

25. 机体散热的主要器官是（　　　）
    A. 肾脏　　　　　　　　　　　　B. 皮肤
    C. 肺　　　　　　　　　　　　　D. 消化道

26. 人体所需要能量的 70%主要来自（　　　）
    A. 核酸的分解　　　　　　　　　B. 糖蛋白的分解
    C. 糖的氧化　　　　　　　　　　D. 脂肪的氧化

27. 水利尿主要是由于（　　　）
    A. 血浆晶体渗透压增高　　　　　B. 肾小球滤过率增大
    C. 小管液渗透压升高　　　　　　D. ADH 合成释放减少

28. 肾小球滤过率是指（　　　）
    A. 两侧肾脏生成的原尿量　　　　B. 每分钟两肾生成的原尿量
    C. 每分钟一侧肾生成的原尿量　　D. 每分钟两肾生成的尿量

29. 有关醛固酮的错误叙述的是（　　　）
    A. 由肾上腺皮质束状带分泌　　　B. 具有保钠排钾作用
    C. 作用部位为远曲小管和集合管　D. 血容量减少时分泌增多

30. 影响神经系统发育最重要的激素是（　　　）
    A. 生长素　　　　　　　　　　　B. 甲状腺激素
    C. 肾上腺素　　　　　　　　　　D. 糖皮质激素

二、填空题（31～35 每空 1 分，共 10 空，共计 10 分）

31. 生理学研究的三个水平是_____、_____、_____。

32. 中医对人体的研究属于生理学的_____水平的研究。

33. 针灸推拿的诊疗方法属于生理学_____这一研究方法。

34. 反馈有_____、_____。

35. 内分泌系统包括_____、_____、_____。

三、名词解释题（36～40 每小题 3 分，共 5 小题，共计 15 分）
36. 兴奋性
37. 呼吸
38. 稳态
39. 心率
40. 基础代谢率

四、简答题（41～43 每小题 5 分，共 3 小题，共计 15 分）
41. 简述神经调节与体液调节的定义和特点。
42. 简述体温的概念与测定的部位。
43. 简述血液凝固的定义与过程。

五、论述题（44～45 每小题 15 分，共 2 小题，共计 30 分）
44. 临床长期大量应用糖皮质激素后，为什么肾上腺皮质可能功能减退，甚至萎缩？
45. 叙述糖尿病患者为什么出现尿量增多？

参考答案与评分标准

一、单项选择题（每小题 4 个备选答案中只有一个最佳答案，每小题 1 分，共 30 小题，共计 30 分）
1. C 2. B 3. A 4. B 5. D 6. D 7. D 8. D 9. D 10. A 11. A 12. C 13. C
14. D 15. B 16. A 17. D 18. D 19. B 20. C 21. D 22. C 23. C 24. C 25. B
26. C 27. D 28. B 29. A 30. B

二、填空题（31～35 每空 1 分，共 10 空，共计 10 分）
31. 细胞与分子、器官与系统、整体
32. 整体
33. 人体观测法
34. 负反馈、正反馈
35. 内分泌腺、内分泌细胞、神经内分泌细胞

三、名词解释题（36～40 每小题 3 分，共 5 小题，共计 15 分）
36. 兴奋性 机体受刺激（1 分）产生反应（1 分）的能力（1 分）（细胞受刺激产生动作电位的能力）。
37. 呼吸 机体与外界环境（1 分）之间的气体（1 分）交换过程（1 分）。

38. 稳态 内环境（1分）的理化特性（1分）保持相对稳定（1分）。

39. 心率 单位时间内（1分）心跳的（1分）次数（1分）。

40. 基础代谢率 单位（1分）时间内（1分）的基础代谢（1分）。

四、简答题（41～43每小题5分，共3小题，共计15分）

41. 简述神经调节与体液调节的定义和特点。

神经调节是指中枢神经通过神经纤维产生的调节方式（1分），其特点为快速、准确、短暂（1.5）分。

体液调节是指体内的化学物质（激素、代谢产物）通过体液途径产生的调节方式（1分），其特点为缓慢、广泛、持久（1.5）分。

42. 简述体温的概念与测定的部位。

体温是指身体深部的平均温度（2分），测定的部位为直肠（1分）、口腔（1分）、腋下（1分）。

43. 简述血液凝固的定义与过程。

血液凝固是指血液由流动的液体状态变成不流动的凝胶状态的过程（2分）。

血液凝固的过程包括凝血酶原激活物形成（1分），凝血酶形成（1分），以及纤维蛋白形成（1分）。

五、论述题（44～45每小题15分，共2小题，共计30分）

44. 临床长期大量应用糖皮质激素后，为什么肾上腺皮质可能功能减退，甚至萎缩？

这是由于血液中糖皮质激素浓度的负反馈调节（3分）。长期大量应用糖皮质激素后，血中糖皮质激素浓度增高（2分），可由血液循环的途径反馈抑制下丘脑CRF（2分）和腺垂体ACTH的分泌（2分），血液中ACTH水平降低（2分），肾上腺皮质得不到ACTH的支持（2分），而产生功能减退，甚至萎缩（2分）。

45. 叙述糖尿病患者为什么出现尿量增多？

糖尿病患者血糖升高超过肾糖阈（3分），尿中出现葡萄糖（2分），肾小管液中溶质浓度增加（3分），肾小管液中的渗透压增高（3分），阻止远曲小管和集合管对水的重吸收（2分），尿量增多（2分）。

生理学模拟试卷三

一、**单项选择题**（每小题 4 个备选答案中只有一个最佳答案，每小题 1 分，共 36 小题，共计 36 分）

1. 静息电位大小接近于（　　　）
   - A. 钠平衡电位
   - B. 钾平衡电位
   - C. 钠平衡电位与钾平衡电位之和
   - D. 锋电位与超射值之差

2. 肺泡通气量是指（　　　）
   - A. 每分钟进出肺泡的气量
   - B. 尽力吸气后能够尽力呼出的气量
   - C. 每次吸入或呼出的气量
   - D. 尽力呼气后残留在肺泡内的气量

3. 在血液中 O_2 运输的主要形式是（　　　）
   - A. 物理性溶解
   - B. 与血红蛋白结合
   - C. 形成碳酸氢盐
   - D. 与白蛋白结合

4. 通常所说的血型是指（　　　）
   - A. 红细胞膜上受体的类型
   - B. 红细胞膜上特异凝集原的类型
   - C. 细胞膜上特异凝集素的类型
   - D. 血浆中特异凝集原的类型

5. 交感缩血管神经节后神经纤维末梢释放的递质是（　　　）
   - A. 肾上腺素
   - B. 去甲肾上腺素
   - C. 乙酰胆碱
   - D. 5-羟色胺

6. 血液凝固的主要步骤是（　　　）
   - A. 凝血酶原形成→凝血酶形成→纤维蛋白形成
   - B. 凝血酶原形成→凝血酶形成→纤维蛋白原形成
   - C. 凝血酶原激活物形成→凝血酶形成→纤维蛋白形成
   - D. 凝血酶原激活物形成→凝血酶形成→纤维蛋白原形成

7. 心肌自律细胞没有（　　　）
   - A. 兴奋性
   - B. 传导性
   - C. 自律性
   - D. 收缩性

8. 阻力血管主要指（　　　）
   - A. 大动脉
   - B. 小动脉和微动脉
   - C. 小静脉
   - D. 毛细血管

9. 某人的血细胞与 B 型血的血清凝集，而其血清与 B 型血的血细胞不凝集，此人血型是（　　）

  A. A 型   B. B 型

  C. O 型   D. AB 型

10. 钠-钾泵转运 Na^+ 和 K^+，其转运方向是（　　）

  A. 将 Na^+、K^+ 转入细胞

  B. 将 Na^+、K^+ 转出细胞

  C. 将 Na^+ 转入细胞，将 K^+ 转出细胞

  D. 将 Na^+ 转出细胞，将 K^+ 转入细胞

11. 抗利尿激素的作用是（　　）

  A. 增加近曲小管对水的通透性

  B. 增加远曲小管和集合管对水的通透性

  C. 促进近曲小管分泌 H^+

  D. 促进远曲小管对 Na^+ 的重吸收

12. 心脏自律性最高的部位是（　　）

  A. 房室交界   B. 窦房结

  C. 房室束   D. 浦肯野纤维

13. 呼吸节律形成的基本中枢在（　　）

  A. 脊髓   B. 延髓

  C. 下丘脑   D. 大脑皮层

14. ABO 血型系统中有天然的凝集素；Rh 系统中（　　）

  A. 有天然 A 凝集素

  B. 无天然抗 A 凝集素

  C. 有天然 D 凝集素

  D. 无天然抗 D 凝集素

15. 当心率超过 180 次/min 时，心输出量减少主要是因为（　　）

  A. 等容收缩期缩短   B. 快速射血期缩短

  C. 减慢射血期缩短   D. 充盈期缩短

16. 在人体功能调节中，处于主导地位的是（　　）

  A. 全身性体液调节   B. 自身调节

  C. 神经调节   D. 局部性体液调节

17. 酸中毒时，肾小管重吸收和分泌功能的改变是（　　）

  A. NH_3 分泌减少   B. Na^+-H^+ 交换增加

  C. K^+-Na^+ 交换增加   D. HCO_3^- 重吸收减少

18. 原尿的成分与血浆相比不同的是（　　）

  A. 水的含量   B. Na^+ 的含量

  C. 葡萄糖的含量   D. 蛋白质的含量

19. 下列哪种情况可以引起醛固酮分泌减少（　　　）
　　A. 循环血量减少　　　　　　　　　B. 肾素分泌减少
　　C. 血 Na^+ 浓度降低　　　　　　　　D. 血 K^+ 浓度升高

20. 仅能引起可兴奋细胞产生非扩布性局部反应的刺激强度，称为（　　　）
　　A. 阈刺激　　　　　　　　　　　　B. 阈上刺激
　　C. 阈下刺激　　　　　　　　　　　D. 最大刺激

21. 关于载体介导的易化扩散，描述错误的是（　　　）
　　A. 有结构特异性　　　　　　　　　B. 有竞争性抑制
　　C. 有饱和现象　　　　　　　　　　D. 不依赖细胞膜上的蛋白质

22. 内呼吸是指（　　　）
　　A. 肺泡与肺毛细血管血液间的气体交换
　　B. 组织细胞与毛细血管血液间的气体交换
　　C. 外界环境与肺泡之间的气体交换
　　D. 细胞器之间的气体交换

23. 生成组织液的有效滤过压等于（　　　）
　　A.（毛细血管血压+血浆胶体渗透压）−（组织液胶体渗透压+组织液静水压）
　　B.（毛细血管血压+组织液胶体渗透压）−（血浆胶体渗透压+组织液静水压）
　　C.（毛细血管血压+组织液静水压）−（血浆胶体渗透压+组织液胶体渗透压）
　　D.（血浆胶体渗透压+组织液胶体渗透压）−毛细血管血压

24. 神经调节的基本方式是（　　　）
　　A. 反应　　　　　　　　　　　　　B. 反馈
　　C. 反射　　　　　　　　　　　　　D. 兴奋

25. 关于体液调节，下述哪项是错误的（　　　）
　　A. 体液调节不受神经系统的控制
　　B. 通过化学物质来实现
　　C. 激素所作用的细胞称为激素的靶细胞
　　D. 体液调节不一定都是全身性的

26. 白细胞吞噬细菌属于（　　　）
　　A. 主动转运　　　　　　　　　　　B. 易化扩散
　　C. 被动转运　　　　　　　　　　　D. 胞吞作用

27. 安静时膜电位处于内负外正的状态，称为（　　　）
　　A. 极化　　　　　　　　　　　　　B. 去极化
　　C. 复极化　　　　　　　　　　　　D. 超极化

28. 0.9% NaCl 溶液与血浆相同的是（　　　）
　　A. 胶体渗透压　　　　　　　　　　B. K^+ 浓度
　　C. Na^+ 浓度　　　　　　　　　　D. 总渗透压

29. 血液凝固后析出的液体是（　　　）
　　A. 血清　　　　　　　　　　　　　B. 体液
　　C. 细胞外液　　　　　　　　　　　D. 血浆

30. 射血分数等于（　　　）
　　A. 搏出量/回心血量×100%
　　B. 搏出量/每分输出量×100%
　　C. 搏出量/心室收缩末期容积×100%
　　D. 搏出量/心室舒张末期容积×100%

31. 心室肌的后负荷是指（　　　）
　　A. 心室舒张末期容积　　　　　　B. 心室收缩末期内压
　　C. 大动脉血压　　　　　　　　　D. 心房内压

32. 中心静脉压的测定主要反映（　　　）
　　A. 外周阻力大小　　　　　　　　B. 心率快慢
　　C. 大动脉管壁的顺应性大小　　　D. 回心血流量多少

33. 心交感神经作用于心肌哪一种受体（　　　）
　　A. α 肾上腺素受体　　　　　　　B. β 肾上腺素受体
　　C. M 胆碱受体　　　　　　　　　D. N 胆碱受体

34. 血氧饱和度是指（　　　）
　　A. 血氧容量占血氧含量的百分比　　B. 血氧含量占血氧容量的百分比
　　C. 溶解氧量占血氧容量的百分比　　D. 血红蛋白携带氧气的最大量

35. 机体最重要的排泄器官是（　　　）
　　A. 肝脏　　　　　　　　　　　　B. 皮肤
　　C. 消化道　　　　　　　　　　　D. 肾脏

36. 以单纯扩散方式通过细胞膜的物质主要是（　　　）
　　A. 蛋白质　　　　　　　　　　　B. 电解质
　　C. 葡萄糖　　　　　　　　　　　D. 脂溶性物质

二、名词解释题（37～41 每小题 4 分，共 5 小题，共计 20 分）

37. 体温
38. 化学性消化
39. 中心静脉压
40. 肺活量
41. 激素

三、简答题（42～46 每小题 6 分，共 5 小题，共计 30 分）

42. 简述血浆胶体渗透压及晶体渗透压的形成和生理意义各是什么。
43. 简述房室延搁的定义及其生理意义。
44. 简述糖尿病患者尿量如何改变及其机制。
45. 简述动脉血中 H^+ 浓度变化对呼吸的影响及其作用途径。
46. 简述影响动脉血压的因素。

四、论述题（47题，14分）

47. 大量失血后，尿量会发生什么变化？为什么？

参考答案及评分标准

一、单项选择题（每小题4个备选答案中只有一个最佳答案，每小题1分，共36小题，共计36分）

1. B　2. A　3. B　4. B　5. B　6. C　7. D　8. B　9. D　10. D　11. B　12. B　13. B
14. D　15. D　16. C　17. B　18. D　19. B　20. C　21. D　22. B　23. B　24. C　25. A
26. D　27. A　28. D　29. A　30. D　31. C　32. D　33. B　34. B　35. D　36. D

二、名词解释题（37～41每小题4分，共5小题，共计20分）

37. 体温　机体深部（2分）的平均温度（2分）。

38. 化学性消化　消化液中的消化酶（2分）将大分子食物（1分）分解为小分子食物的过程（1分）。

39. 中心静脉压　血流对腔静脉（2分）与右心房的侧压力（2分）。

40. 肺活量　潮气量（1分）+补吸气量（1分）+补呼气量（2分）。

41. 激素　由内分泌腺或内分泌细胞分泌（2分）的具有活性的化学物质（2分）。

三、简答题（42～46每小题6分，共5小题，共计30分）

42. 简述血浆胶体渗透压和晶体渗透压的形成和生理意义各是什么。

答：血浆晶体渗透压由血浆中的晶体物质形成，80%来自NaCl；生理意义是调节血细胞内外的水平衡，维持细胞内压力和容积（2.5分）。血浆胶体渗透压由血浆蛋白质，主要是白蛋白形成；生理意义是调节血管内外的水平衡，维持血浆和组织液之间的液体平衡（2.5分）。

43. 简述房室延搁的定义及其生理意义。

答：兴奋在房室交界区的传导速度显著较慢的现象，称房室延搁（2分）。房室延搁的生理意义：保证心房、心室的顺序活动（2分），有利于心室的充盈和射血（1分）。

44. 简述糖尿病患者尿量如何改变及其机制。

答：糖尿病患者血糖增高（1分），超过肾糖阈（1分），小管液中溶质浓度增高导致小管液渗透压增高（1分），水的重吸收减少（1分），尿量增多（1分）。

45. 简述动脉血中、H^+浓度变化对呼吸的影响及其作用途径。

答：血中H^+浓度增高，可以使呼吸加深加快（2分），由于H^+较难通过血脑屏障，限制了它对中枢化学感受器的作用，而主要通过刺激外周化学感受器起作用（2分），使呼吸中枢兴奋（1分），故呼吸加深加快。

46. 简述影响动脉血压的因素。

答：搏出量（1分）、心率（1分）、外周阻力（1分）、大动脉管壁的弹性（1分）、循环血量（1分）。

四、论述题（47题，14分）

47. 大量失血后，尿量会发生什么变化？为什么？

答：尿量减少或无尿（2分）。

（1）大量失血后，交感神经兴奋，肾动脉和入球小动脉收缩，肾小球滤过率减少，尿量减少（4分）。

（2）大量失血后，循环血量减少，刺激了左心房和腔静脉的容量感受器，ADH释放增多，远曲小管和集合管对水的重吸收增加，尿量减少（4分）。

（3）大量失血后，循环血量减少和交感神经兴奋，使肾素释放增多，通过激活血管紧张素，醛固酮释放增多，远曲小管和集合管对钠离子和水的重吸收增加，排钾增多，故尿量减少（4分）。

生理学模拟试卷四

一、**单项选择题**（每小题 4 个备选答案中只有一个最佳答案，每小题 1 分，共 30 小题，共计 30 分）

1. 人体内重要的调节机制是（　　）
   - A. 神经调节
   - B. 体液调节
   - C. 自身调节
   - D. 反馈调节

2. 神经调节的基本方式是（　　）
   - A. 反应
   - B. 反射
   - C. 负反馈调节
   - D. 适应

3. 存在于细胞外液的主要离子是（　　）
   - A. 碳酸氢盐和钾离子
   - B. 碳酸盐和磷酸盐
   - C. 氯离子和钠离子
   - D. 氯离子和钾离子

4. 衡量组织兴奋性高低的标准是（　　）
   - A. 阈电位的数值
   - B. 静息电位的数值
   - C. 动作电位的幅度
   - D. 刺激阈值

5. 在肌肉强直收缩的过程中，动作电位（　　）
   - A. 不发生重叠和总和
   - B. 幅度变小
   - C. 幅度变大
   - D. 频率变低

6. 当连续刺激的时间间隔短于单收缩的收缩期时肌肉出现（　　）
   - A. 一次单收缩
   - B. 一连串单收缩
   - C. 强直收缩
   - D. 无收缩反应

7. 尿液流经尿道刺激感受器，使逼尿肌收缩增强，直至排完尿液是（　　）
   - A. 自身调节
   - B. 负反馈调节
   - C. 体液调节
   - D. 正反馈调节

8. 终板电位的特点是（　　）
   - A. 具有全或无性质
   - B. 有不应期
   - C. 不易受药物影响
   - D. 其幅度与递质释放量成正比

9. 最基本的呼吸中枢的所在部位是（　　）
   - A. 脑桥
   - B. 大脑皮层
   - C. 延髓
   - D. 脊髓

10. 能产生兴奋总和效应的神经元联系方式为（　　）
    A. 聚合　　　　　　　　　　　B. 辐散
    C. 环状　　　　　　　　　　　D. 链锁状

11. 对电突触的描述，错误的是（　　）
    A. 结构基础是缝隙连接　　　　B. 突触前，后膜的电阻较低
    C. 为双向传递　　　　　　　　D. 为单向传递

12. 突触前受体的生理作用是（　　）
    A. 促进轴突末梢释放递质　　　B. 减少轴突末梢释放递质
    C. 调节轴突末梢释放递质　　　D. 促进轴突末梢合成递质

13. 副交感神经兴奋可引起（　　）
    A. 瞳孔扩大　　　　　　　　　B. 胃肠运动增强
    C. 糖原分解　　　　　　　　　D. 骨骼肌血管舒张

14. 若某人的血清中含抗 A 与抗 B 两种凝集素，其血型是（　　）
    A. A 型　　　　　　　　　　　B. B 型
    C. AB 型　　　　　　　　　　D. O 型

15. 肾功能衰竭引起的贫血主要由于（　　）
    A. 缺乏铁质　　　　　　　　　B. 维生素 B_{12} 缺乏
    C. 缺乏叶酸　　　　　　　　　D. 促红细胞生成素减少

16. 具有舒血管作用的组织代谢产物是（　　）
    A. 组织胺　　　　　　　　　　B. 血管舒缓素
    C. 缓激肽　　　　　　　　　　D. CO_2 和乳酸

17. 血液和组织液之间物质交换的形式主要是（　　）
    A. 滤过和重吸收　　　　　　　B. 吞饮作用
    C. 渗透作用　　　　　　　　　D. 扩散作用

18. 对血管内外水平衡发挥主要作用的是（　　）
    A. 血浆胶体渗透压　　　　　　B. 血浆晶体渗透压
    C. 血浆总渗透压　　　　　　　D. 血红蛋白含量

19. 维持血浆 pH 稳定最重要的缓冲对是（　　）
    A. $NaHCO_3/H_2CO_3$　　　　　B. Na_2HPO_4/NaH_2PO_4
    C. $KHCO_3/H_2CO_3$　　　　　D. K_2HPO_4/KH_2PO_4

20. 平均动脉压是（　　）
    A. 收缩压-舒张压　　　　　　B.（收缩压+脉压）/3
    C.（收缩压+舒张压）/2　　　　D.（舒张压+脉压）/3

21. 最大吸气末的肺容量是（　　）
    A. 余气量　　　　　　　　　　B. 功能余气量
    C. 肺总容量　　　　　　　　　D. 潮气量+功能余气量

22. 维持胸内负压的必要条件是（　　）
    A. 呼吸道存在一定的阻力　　　B. 肺内压低于大气压
    C. 胸膜腔密闭　　　　　　　　D. 呼气肌收缩

23. 体内 CO_2 分压最高的部位是（　　）
    A. 静脉血　　　　　　　　　　　B. 毛细血管
    C. 组织液　　　　　　　　　　　D. 细胞内液

24. 下列关于通气/血液值的叙述，错误的是（　　）
    A. 安静时的正常值为 0.84 左右　　B. 肺底部的通气/血流值较大
    C. 气体肺尖部的比值较大　　　　　D. 肺动脉栓塞时，比值减少

25. O_2 在血液中运输的主要形式是（　　）
    A. 物理溶解　　　　　　　　　　B. 氨基甲酸血红蛋白
    C. 氧合血红蛋白　　　　　　　　D. 高铁血红蛋白

26. 胆汁中参与消化作用的主要成分是（　　）
    A. 胆色素　　　　　　　　　　　B. 胆盐
    C. 胆固醇　　　　　　　　　　　D. 脂肪酶

27. 正常时胃蠕动的起始部位在（　　）
    A. 贲门部　　　　　　　　　　　B. 胃底部
    C. 胃体中部　　　　　　　　　　D. 幽门部

28. 当肾动脉压由 120mmHg（16kPa）上升到 150mmHg（20kPa）时，肾血流量的变化是（　　）
    A. 明显增加　　　　　　　　　　B. 明显减少
    C. 无明显改变　　　　　　　　　D. 先增加后减少

29. 滤过膜中对肾小球滤过起决定作用的结构是（　　）
    A. 有孔的毛细血管内皮层　　　　B. 基膜层
    C. 足细胞层　　　　　　　　　　D. 滤过膜上的唾液蛋白

30. 主动重吸收 Na^+ 并继发性地重吸收 Cl^- 的肾小管部位是（　　）
    A. 近曲小管　　　　　　　　　　B. 髓袢降支细段
    C. 髓袢升支粗段　　　　　　　　D. 集合管和远曲小管

二、填空题（31～35 每空 1 分，共 10 空，共计 10 分）

31. 细肌丝主要由肌动蛋白、_____和_____三种蛋白质组成。

32. 如果食物中长期缺碘，血中_____浓度降低，导致甲状腺_____。

33. 人类的语言文字是一种_____反射刺激信号，能对这些刺激信号发生反应的皮质功能系统称_____。

34. 乘电梯突然上升时，人发生屈腿反应，其感受器位于前庭的_____和_____。

35. 血浆胶体渗透压的主要作用是调节_____和维持_____。

三、名词解释题（36～40 每小题 3 分，共 5 小题，共计 15 分）

36. 阈电位
37. 肺泡通气与血流量比值
38. 胃肠激素
39. 基础代谢

40. 呆小症

四、简答题（41～45 每小题 5 分，共 5 小题，共计 25 分）

41. 简要说明细胞内液 K^+ 较多，细胞外液 Na^+ 较多的机制。

42. 什么是红细胞悬浮稳定性？如何测定？

43. 何谓胸内负压？其有何生理意义？

44. 简要说明微生物致热源引起发热的机制。

45. 简要比较说明甲状旁腺素与降钙素对骨的作用。

五、论述题（46～47 每小题 10 分，共 2 小题，共计 20 分）

46. 论述颈动脉窦和主动脉弓压力感受性反射及其生理意义。

47. 论述抗利尿激素的作用及其调节，说明其在调节尿生成中的意义。

参考答案与评分标准

一、单项选择题（每小题 4 个备选答案中只有一个最佳答案，每小题 1 分，共 30 小题，共计 30 分）

1. A　2. B　3. C　4. D　5. A　6. C　7. D　8. D　9. C　10. A　11. D　12. C　13. B　14. D　15. D　16. D　17. D　18. A　19. A　20. D　21. C　22. C　23. D　24. B　25. C　26. B　27. C　28. C　29. B　30. C

二、填空题（31～35 每空 1 分，共 10 空，共计 10 分）

31. 原肌凝蛋白、肌钙蛋白

32. 甲状腺激素、肿大

33. 条件、第二信号系统

34. 球囊、椭圆囊

35. 血管内外水分交换、血容量

三、名词解释题（36～40 每小题 3 分，共 5 小题，共计 15 分）

36. 阈电位　在刺激作用下（1 分），静息电位从最大值降低（1 分）到将能引起扩布性动作电位时的膜电位（1 分）。[可兴奋组织（1 分）受到刺激去极化过程中（1 分），能引起动作电位的临界膜电位水平（1 分）。]

37. 肺泡通气与血流量比值　每分肺泡通气量（1 分）与每分流经肺泡血流量的（1 分）比值（1 分）。

38. 胃肠激素　肠黏膜内分泌细胞（1 分）合成和分泌（1 分）的多肽类激素（1 分）。

39. 基础代谢　在基础状态下（2 分）的能量代谢（1 分）。[在室温 18～25℃（1 分），空腹 12h 以上（1 分），清醒而又极度安静状态下（1 分）的能量代谢。]

40. 呆小症　幼年时期甲状腺功能低下（1分），生长缓慢，身体矮小（1分），而且智力低下（1分），称呆小症。

四、简答题（41～45 每小题 5 分，共 5 小题，共计 25 分）

41. 简要说明细胞内液 K^+ 较多，细胞外液 Na^+ 较多的机制。

答：细胞膜上有 Na^+-K^+ 泵（1分），又称 Na^+-K^+ATP 酶（1分），其分解 ATP，消耗（1分），并同时逆着浓度差将 Na^+ 转运出细胞（1分），将 K^+ 转运入细胞（1分）。

42. 什么是红细胞悬浮稳定性？如何测定？

答：红细胞在血浆中保持悬浮状态（1分）而不易因重力下沉（1分）的特性称红细胞悬浮稳定性（1分），用红细胞沉降率来测定（1分），二者成反比（1分）。

43. 何谓胸内负压？其有何生理意义？

答：胸内压是指胸膜腔内压（1分），无论吸气还是呼气（1分）时均为负压（1分），故称胸内负压。其保持肺、小气道扩张（1分），促进静脉和淋巴回流（1分）。

44. 简要说明微生物致热源引起发热的机制。

答：微生物致热源（1分）使机体产生内源性致热源（1分），后者通过前列腺素（1分）抑制 PO/AH 热敏神经元（1分），使调定点上移（1分），体温升高。

45. 简要比较说明甲状旁腺素与降钙素对骨的作用。

答：甲状旁腺素提高骨细胞膜对 Ca^{2+} 的通透性（1分），从而使骨液中的 Ca^{2+} 扩散入骨细胞，增强骨细胞膜上 Ca^{2+} 泵的活性，将进入细胞内的 Ca^{2+} 泵到细胞外液（1分），转而进入血液；此外，甲状旁腺素还促进破骨细胞活动，从而促进骨盐溶解，释放钙、磷入血液（1分）。降钙素抑制破骨细胞活动（1分），抑制骨盐溶解（1分），因此减少钙、磷进入血液。

五、论述题（46～47 每小题 10 分，共 2 小题，共计 20 分）

46. 论述颈动脉窦和主动脉弓压力感受性反射及其生理意义。

答：该反射也称降压反射；动脉血压升高，刺激颈动脉窦和主动脉弓压力感受器（1分），冲动分别沿窦神经、主动脉神经传入中枢（1分），使心迷走中枢紧张性增强（1分），心交感中枢和缩血管中枢紧张性减弱（1分），心迷走神经传出活动增加（1分），心交感神经和交感缩血管神经传出活动减少（1分），使心跳减慢减弱，心输出量减少（1分），外周血管扩张，外周阻力下降（1分），动脉血压下降（1分）；反之，动脉血压下降则使之回升。意义：为一负反馈，保持动脉血压相对稳定（1分）。

47. 论述抗利尿激素的作用及其调节，说明其在调节尿生成中的意义。

答：ADH 是由下丘脑视上核神经元合成的多肽激素，由神经垂体释放入血（1分）；ADH 的生理作用是使远曲小管、集合管对水分通透性加大，水分回收增加，尿量减少（1分）；正常时 ADH 主要受下列调节：①在出汗多、饮水少使血浆晶体渗透压上升（1分）时，刺激下丘脑渗透压感受器（1分），使 ADH 释放增加（1分）；②在饮水减少等使血容量减少时（1分），对心房和胸腔大静脉容量感受器刺激减弱（1分），迷走神经传入减少（1分），ADH 释放增加；反之则相反。ADH 是正常时尿量的主要调节因素（1分）。在机体缺水时，ADH 释放增加，使尿量减少并浓缩。在机体水过多时 ADH 释放减少，使尿量增加并稀释（1分）。

生理学模拟试卷五

一、**单项选择题**（每小题 4 个备选答案中只有一个最佳答案，每小题 1 分，共 30 小题，共计 30 分）

1. 人体生理学的任务是为了阐明（　　　）
   A. 人体细胞的功能
   B. 人体与环境之间的关系
   C. 正常人体功能活动的规律
   D. 人体化学物理变化的规律

2. 维持机体稳态的重要途径是（　　　）
   A. 神经调节
   B. 体液调节
   C. 正反馈
   D. 负反馈

3. 单纯扩散、易化扩散和主动转运的共同特点是（　　　）
   A. 要消耗能量
   B. 顺浓度梯度
   C. 需要膜蛋白帮助
   D. 转运物质都是小分子

4. 通常用作衡量组织兴奋性高低的指标是（　　　）
   A. 动作电位幅度
   B. 组织反应强度
   C. 动作电位频率
   D. 阈值

5. 产生静息电位和动作电位（去极和复极过程）的跨膜离子移动过程属于（　　　）
   A. 单纯扩散
   B. 载体中介的易化扩散
   C. 通道中介的易化扩散
   D. 主动转运

6. 肝硬化患者容易发生凝血障碍，主要是由于（　　　）
   A. 血小板减少
   B. 某些凝血因子合成减少
   C. 维生素 K 减少
   D. 血中抗凝物质增加

7. 肺通气的动力来自（　　　）
   A. 肺的舒缩活动
   B. 肺的弹性回缩
   C. 呼吸运动
   D. 胸内负压的周期性变化

8. 中枢化学感受器对下列哪种刺激最敏感（　　　）
   A. 血液中的 H^+
   B. 血液中的 CO_2
   C. 脑脊液中的 CO_2
   D. 脑脊液中的 H^+

9. 低 O_2 对呼吸的兴奋是通过（　　　）
   A. 直接刺激颈动脉窦、主动脉弓压力感受器
   B. 间接刺激中枢化学感受器
   C. 直接刺激中枢化学感受器

D. 直接刺激颈动脉体、主动脉体化学感受器

10. 下列对胃液中盐酸作用的描述，错误的是（　　）
    A. 激活胃蛋白酶原
    B. 提供胃蛋白酶所需的最适宜的 pH 环境
    C. 使蛋白质变性，易于水解
    D. 进入小肠后抑制胰液的分泌

11. 激活胰蛋白酶原的主要物质是（　　）
    A. 盐酸
    B. 组织液
    C. 肠激活酶
    D. 胰蛋白酶本身

12. 人体所需要能量的 70%主要来自（　　）
    A. 核酸的分解
    B. 糖蛋白的分解
    C. 糖类的氧化
    D. 脂肪的氧化

13. 关于能量代谢的影响因素的描述，下列哪一项是错误的？（　　）
    A. 肌肉运动是影响能量代谢最显著的因素
    B. 环境温度为 30～35℃时，能量代谢最稳定
    C. 情绪激动、烦恼、愤怒、恐惧及焦虑等，能量代谢可显著增高
    D. 环境温度＜10℃时，能量代谢明显增加是由于寒战和肌肉张力增高所致

14. 生理学中的体温是指机体（　　）
    A. 表层温度
    B. 深部的平均温度
    C. 口腔温度
    D. 直肠温度

15. 皮肤的散热方式不包括（　　）
    A. 辐射
    B. 传导
    C. 对流
    D. 加温吸入气

16. 肾小球的有效滤过压等于（　　）
    A. 肾小球毛细血管血压–（血浆胶体渗透压–囊内压）
    B. 肾小球毛细血管血压+血浆胶体渗透压–囊内压
    C. 肾小球毛细血管血压–（血浆胶体渗透压+囊内压）
    D. 肾小球毛细血管血压–血浆胶体渗透压+囊内压

17. 近端小管，全部被重吸收的物质是（　　）
    A. 葡萄糖
    B. 肌酐
    C. 尿素
    D. 氨

18. 下列生理过程中，属于负反馈调节的是（　　）
    A. 排尿反射
    B. 减压反射
    C. 分娩
    D. 血液凝固

19. 肝素抗凝血的主要作用机制是（　　）
    A. 抑制 X 因子激活
    B. 增强抗凝血酶III的活性
    C. 促进纤维蛋白溶解
    D. 去除 Ca^{2+}

20. 肾小球滤过作用的描述，错误的是（　　）
    A. 小球毛细血管血压是促进滤过的力量
    B. 血浆胶体渗透压是阻止滤过的力量
    C. 正常情况下肾小球毛细血管的全长均有滤过

D. 肾小囊内压升高时滤过减少

21. 糖尿病患者尿量增多的原因是（　　）
    A. 肾小球滤过率增加　　　　　　B. 渗透性利尿
    C. 水利尿　　　　　　　　　　　D. 抗利尿激素分泌减少

22. 下列哪一项不属于下丘脑调节肽（　　）
    A. 促甲状腺激素释放激素
    B. 抗利尿激素
    C. 促性腺激素释放激素
    D. 促肾上腺皮质激素释放激素

23. 影响神经系统发育最重要的激素是（　　）
    A. 肾上腺素　　　　　　　　　　B. 甲状腺激素
    C. 生长激素　　　　　　　　　　D. 胰岛素

24. 关于抑制性突触后电位的产生，正确的叙述是（　　）
    A. 突触前轴突末梢超极化　　　　B. 突触后膜对 Ca^{2+}、K^+通透性增大
    C. 突触后膜去极化　　　　　　　D. 突触后膜出现超极化

25. 突触前抑制的发生是由于（　　）
    A. 突触前膜兴奋性递质释放量减少　B. 突触前膜释放抑制性递质
    C. 突触后膜超极化　　　　　　　D. 中间抑制性神经元兴奋的结果

26. 房室延搁的生理意义（　　）
    A. 使心室肌不会产生完全强直收缩　B. 增强心室肌收缩力
    C. 延长心室肌舒张期　　　　　　D. 使心房、心室不会同步收缩

27. 特殊动力效应最高的食物是（　　）
    A. 糖类　　　　　　　　　　　　B. 脂肪
    C. 蛋白质　　　　　　　　　　　D. 混合食物

28. 肾上腺髓质分泌（　　）
    A. 雄激素　　　　　　　　　　　B. 醛固酮
    C. 抗利尿激素　　　　　　　　　D. 肾上腺素

29. 胰岛素对糖代谢的作用是（　　）
    A. 促进组织摄取、储存、利用葡萄糖
    B. 促进糖异生　　　　　　　　　C. 促进糖原分解
    D. 抑制葡萄糖转化为脂肪

30. 甲状腺"C"细胞分泌的激素是（　　）
    A. 甲状腺素　　　　　　　　　　B. 甲状旁腺素
    C. 促甲状腺素　　　　　　　　　D. 降钙素

二、填空题（31～35 每空 1 分，共 10 空，共计 10 分）

31. 快速牵拉肌腱时发生的牵张反射称为_____。

32. 刺激引起某组织兴奋时，如果阈值较低，表明该组织的_____较高。

33. 呼吸的全过程包括_____、_____和_____三个互相联系，并同时进行

的环节。

34. 小动脉和微动脉的管径小，对血流的_____大，因此称为_____血管。

35. 形成动脉血压的前提是_____，根本因素是_____和_____。

三、名词解释题（36～40 每小题 4 分，共 5 小题，共计 20 分）

36. 去大脑僵直

37. 红细胞悬浮稳定性

38. 血压

39. 氧解离曲线

40. 内分泌系统

四、简答题（41～43 每小题 6 分，共 3 小题，共计 18 分）

41. 简述钠泵活动的生理意义。

42. 简述影响肺换气的因素有哪些。

43. 简述组织液的生成机制及影响因素。

五、论述题（44～45 每小题 11 分，共 2 小题，共计 22 分）

44. 试述影响肾小球滤过的因素及其如何发挥调节作用。

45. 填写胆碱能受体的主要类型、激动剂、阻断剂及激动剂与受体结合的生理作用。

受体类型	激动剂	阻断剂	生理作用（简述）

参考答案及评分标准

一、单项选择题（每小题 4 个备选答案中只有一个最佳答案，每小题 1 分，共 30 小题，共计 30 分）

1. C　2. D　3. D　4. D　5. C　6. B　7. C　8. D　9. D　10. D　11. C　12. C　13. B
14. B　15. D　16. C　17. A　18. B　19. B　20. C　21. B　22. B　23. B　24. C　25. A
26. D　27. C　28. D　29. A　30. D

二、填空题（31～35 每空 1 分，共 10 空，共计 10 分）

31. 腱反射

32. 兴奋性

33. 外呼吸、气体的运输、内呼吸

34. 阻力、阻力

35. 足够的循环血量、心脏射血、外周阻力

三、名词解释题（36～40 每小题 4 分，共 5 小题，共计 20 分）

36. 去大脑僵直　在动物中脑上下丘之间横断脑干（2 分），动物立即出现头尾昂起、脊柱硬挺、四肢直伸等伸肌紧张性亢进的现象（2 分）。

37. 红细胞悬浮稳定性　红细胞能够较均匀地悬浮于（2 分）血浆中不易下沉的特性（2 分）。

38. 血压　血管内的血流（2 分）对单位面积血管壁的侧压力血压（2 分）。

39. 氧解离曲线　反映血氧分压（2 分）和血氧饱和度之间的关系曲线（2 分）。

40. 内分泌系统　由全身不同部位的内分泌腺体、内分泌细胞（2 分）及神经内分泌细胞（2 分）所组成的一个大的系统。

四、简答题（41～43 每小题 6 分，共 3 小题，共计 18 分）

41. 简述钠泵活动的生理意义。

答：①使细胞内外离子分布不匀，是细胞产生生物电的基础（2 分）；②是细胞内进行代谢反应的必要条件（2 分）；③建立势能储备，为其他的耗能过程提供能量（2 分）。

42. 简述影响肺换气的因素有哪些。

答：①气体扩散速率（分压差×溶解度/分子质量）（2 分）；②呼吸膜的面积和厚度（2 分）；③通气/血流的值（2 分）。

43. 简述组织液的生成机制及影响因素。

答：（1）组织液是血浆滤过毛细血管壁而形成的，其生成量主要取决于有效滤过压。有效滤过压=（毛细血管血压+组织液胶体渗透压）–（血浆胶体渗透压+组织液静水压），在动脉端，有效滤过压=10mmHg，组织液生成；在静脉端，有效滤过压= –8mmHg，组织液回流（3 分）。（2）影响组织液生成的因素：①有效滤过压（1 分）；②毛细血管通透性（1 分）；③静脉和淋巴回流（1 分）等。

五、论述题（44～45 每小题 11 分，共 2 小题，共计 22 分）

44. 试述影响肾小球滤过的因素及其如何发挥调节作用。

答：（1）有效滤过压（1 分）：①其他因素不变时，当肾小球毛细血管血压在 80～180mmHg 变化时，保持相对稳定，肾小球滤过率不变，但当机体剧烈运动时，肾小球毛细血管血压降低，有效压降低，肾小球滤过率减少，当机体大失血时，肾小球毛细血管血压降低，有效滤过压降低，肾小球滤过率减少，甚至无原尿生成（2 分）；②其他因素不变时，血浆胶体渗透压在某些条件下会降低（如大量输生理盐水），有效压升高，肾小球滤过率增加（2 分）；③其他因素不变时，囊内压在一些病理条件下（如肾盂结石等）升高，有效压降低，肾小球滤过率减少（2 分）。（2）滤过膜的面积和通透性：其他因素不变时，在病理条件下（如急性肾小球肾炎等）滤过膜通透性增加且滤过面积减少，所以肾小球滤过率减少，出现少尿、蛋白尿甚至血尿（2 分）。（3）肾血浆流量：其他因素不变时，肾血浆流量与肾小球滤过率成正变关系。当肾血浆流量增加时，肾小球毛细血

管血浆胶体渗透压升高的速度减慢，有效压降低的速度减慢，有效滤过的血管长度增加，肾小球滤过率增加；反之，肾小球滤过率减少（2 分）。

45. 填写胆碱能受体的主要类型、激动剂、阻断剂及激动剂与受体结合的生理作用。

答：

受体类型	激动剂	阻断剂	生理作用
M（0.5 分）	毒蕈碱 （ACh） （0.5 分）	阿托品 （1 分）	心脏功能抑制（1 分） 腺体分泌增加（1 分） 平滑肌收缩加强（1 分）
N_1（0.5 分）	烟碱 （ACh） （0.5 分）	箭毒 六烃季胺 （1 分）	节后神经元兴奋（1 分）
N_2（0.5 分）	烟碱 （ACh） （0.5 分）	箭毒 十烃季胺 （1 分）	介导神经-骨骼肌接头处的兴奋传递（1 分）

生理学模拟试卷六

一、**单项选择题**（每小题 4 个备选答案中只有一个最佳答案，每小题 1 分，共 35 小题，共计 35 分）

1. 生物体内环境稳态是指（　　）
   A. 细胞外液理化因素保持不变
   B. 细胞内液理化因素保持不变
   C. 细胞外液理化性质在一定范围内波动
   D. 细胞内液理化性质在一定范围内波动

2. 神经调节的基本方式是（　　）
   A. 反射　　　　　　　　　　　B. 反应
   C. 神经冲动　　　　　　　　　D. 反馈调节

3. 各种可兴奋组织产生兴奋的共同标志是（　　）
   A. 肌肉收缩　　　　　　　　　B. 腺体分泌
   C. 产生神经冲动　　　　　　　D. 产生动作电位

4. CO_2 和 O_2 进入红细胞属于（　　）
   A. 主动转运　　　　　　　　　B. 单纯扩散
   C. 易化扩散　　　　　　　　　D. 胞吞作用

5. 按照现代生理学观点，兴奋性为（　　）
   A. 活的组织对外界刺激发生反应的能力
   B. 活的组织对外界刺激发生反应的过程
   C. 动作电位
   D. 活的细胞受刺激时产生动作电位的能力

6. 判断组织兴奋性高低常用的简便指标是（　　）
   A. 阈电位　　　　　　　　　　B. 阈强度
   C. 刺激的时间　　　　　　　　D. 刺激的频率

7. 膜电位由 –90mV 转变为 –70mV 称为（　　）
   A. 极化　　　　　　　　　　　B. 去极化
   C. 超极化　　　　　　　　　　D. 复极化

8. 红细胞比容是指红细胞（　　）
   A. 与血浆的容积之比　　　　　B. 与血管的容积之比
   C. 在血液中所占的体积分数　　D. 在血液中所占的质量分数

9. 下列关于血浆渗透压的叙述，正确的是（   ）

    A. 数值约为 300mmol/L   B. 与 0.5%葡萄糖溶液的渗透压相等

    C. 胶体渗透压大于晶体渗透压   D. 与 9% NaCl 溶液的渗透压相等

10. 关于 Rh 血型系统的错误叙述是（   ）

    A. 在人类与 ABO 血型同时存在

    B. 抗原存在于红细胞表面

    C. 我国大多数人为 Rh 阴性血型

    D. 人的血清中不存在能与该抗原起反应的天然抗体

11. 心动周期中心室血液的充盈主要取决于（   ）

    A. 心房收缩的挤压作用   B. 胸内负压促进静脉血回流

    C. 心室舒张时的"抽吸"作用   D. 骨骼肌活动的挤压作用

12. 第二心音标志着（   ）

    A. 心房收缩开始   B. 心房舒张开始

    C. 心室收缩开始   D. 心室舒张开始

13. 心肌不会产生强直收缩的原因是（   ）

    A. 心肌是功能上的合胞体   B. 心肌有自动节律性

    C. 心肌收缩时 Na^+ 来自细胞外   D. 心肌有效不应期特别长

14. 心室肌细胞动作电位平台期是哪些离子跨膜流动的综合结果（   ）

    A. Na^+ 内流，Cl^- 外流   B. Na^+ 内流，K^+ 外流

    C. Na^+ 内流，Cl^- 内流   D. Ca^{2+} 内流，K^+ 外流

15. 心肌自律性最高的部位是（   ）

    A. 房室交界   B. 房室束及束支

    C. 浦肯野纤维   D. 窦房结

16. 房室延搁的生理意义（   ）

    A. 使心室肌不会产生完全强直收缩   B. 增强心室肌收缩力

    C. 延长心室肌舒张期   D. 使心房、心室不会同步收缩

17. 基本的呼吸节律产生于（   ）

    A. 脊髓   B. 延髓

    C. 脑桥   D. 中脑

18. 肺活量等于（   ）

    A. 潮气量+补呼气量   B. 潮气量+补吸气量

    C. 潮气量+补吸气量+补呼气量   D. 潮气量+余气量

19. 消化力最强的消化液是（   ）

    A. 唾液   B. 胃液

    C. 胆汁   D. 胰液

20. 下列促进胃排空的因素是（   ）

    A. 肠-胃反射   B. 促胃液素

    C. 十二指肠内脂肪刺激   D. 扩张十二指肠

21. 下列对胃液中盐酸作用的描述，错误的是（   ）
    A. 激活胃蛋白酶原
    B. 提供胃蛋白酶所需的最适宜的 pH 环境
    C. 使蛋白质变性，易于水解
    D. 进入小肠后抑制胰液的分泌

22. 激活胰蛋白酶原的主要物质是（   ）
    A. 盐酸
    B. 组织液
    C. 肠激酶
    D. 胰蛋白酶本身

23. 胆汁中不含有（   ）
    A. 胆盐
    B. 胆固醇
    C. 胆色素
    D. 脂肪酶

24. 体温在一昼夜中最低的时间是（   ）
    A. 清晨 2～6 时
    B. 晚上 0 时以前
    C. 中午 12 时左右
    D. 下午 2～6 时

25. 体温是指（   ）
    A. 体表的平均温度
    B. 机体深部的平均温度
    C. 体表和深部的平均温度
    D. 胸腔内的平均温度

26. 对能量代谢影响最为显著的是（   ）
    A. 进食
    B. 肌肉活动
    C. 环境温度
    D. 精神活动

27. 大量饮用清水后尿量增多的原因主要是（   ）
    A. 肾小球毛细血管血压升高
    B. 醛固酮分泌减少
    C. 血浆胶体渗透压下降
    D. 血浆晶体渗透压下降

28. 肾小球滤过率是指（   ）
    A. 两侧肾脏每分钟生成的原尿量
    B. 一侧肾脏每分钟生成的原尿量
    C. 两侧肾脏每分钟生成的尿量
    D. 一侧肾脏每分钟生成的尿量

29. 在正常情况下不能通过滤过膜的物质是（   ）
    A. Na^+、K^+、Cl^-等电解质
    B. 血浆蛋白
    C. 氨基酸
    D. 葡萄糖

30. 下列关于排尿反射的错误叙述是（   ）
    A. 感受器位于膀胱壁内
    B. 初级中枢在脊髓骶段
    C. 反射过程属于负反馈
    D. 反射受意识控制

31. 下列哪一项不属于下丘脑调节肽（   ）
    A. 促甲状腺激素释放激素
    B. 抗利尿激素
    C. 促性腺激素释放激素
    D. 促肾上腺皮质激素释放激素

32. 影响神经系统发育最重要的激素是（   ）
    A. 甲状腺激素
    B. 肾上腺素
    C. 生长激素
    D. 胰岛素

33. 下列关于抑制性突触后电位的产生，正确的叙述是（   ）
    A. 突触前轴突末梢超极化
    B. 突触后膜对 Ca^{2+}、K^+通透性增大
    C. 突触后膜去极化
    D. 突触后膜出现超极化

34. 突触前抑制的发生是由于（　　　）
    A. 突触前膜兴奋性递质释放量减少　　B. 突触前膜释放抑制性递质
    C. 突触后膜超极化　　　　　　　　　D. 中间抑制性神经元兴奋的结果
35. 下列不属于胆碱能纤维的是（　　　）
    A. 大部分副交感节后纤维　　　　　　B. 大部分交感节后纤维
    C. 躯体运动神经纤维　　　　　　　　D. 自主神经节前纤维

二、填空题（36～46 每空 1 分，共 20 空，共计 20 分）
36. 钠-钾泵可将膜内的_____离子转运到膜外，膜外的_____离子转运到膜内。
37. 动作电位上升支是_____离子_____流达到的电化学平衡电位。
38. 心交感神经节后纤维释放的递质是_____，与心肌细胞膜上_____受体结合，使心率_____，心肌收缩力_____。
39. CO_2 兴奋呼吸主要是通过刺激_____化学感受器实现的。
40. 腹式呼吸主要是由_____收缩和舒张引起的呼吸运动。
41. 小肠与胃比较其特有的运动形式是_____。
42. 安静时人体主要的产热器官是_____，主要的散热部位是_____。
43. 下丘脑分泌的调节性多肽通过_____到达腺垂体，调节其激素分泌活动。
44. 肾上腺髓质分泌的激素有_____和_____两种。
45. 自主性神经节细胞上的受体属于_____受体中的_____型受体。
46. α 受体可被_____所阻断，β 受体可被_____所阻断。

三、名词解释题（47～51 每小题 5 分，共 5 小题，共计 25 分）
47. 血清
48. 血氧饱和度
49. 消化
50. 腱反射
51. 激素

四、问答题（52～53 每小题 10 分，共 2 小题，共计 20 分）
52. 论述静息电位形成的机制。
53. 某患者空腹血糖超过 200mg/100ml，为什么会出现尿糖和多尿症状？

参考答案及评分标准

一、单项选择题（每小题 4 个备选答案中只有一个最佳答案，每小题 1 分，共 35 小题，共计 35 分）

1. C　2. A　3. D　4. B　5. D　6. B　7. B　8. C　9. A　10. C　11. C　12. D　13. D

14. D　15. D　16. D　17. B　18. C　19. D　20. C　21. D　22. C　23. D　24. A

25. B　26. B　27. D　28. A　29. B　30. C　31. B　32. A　33. D　34. A　35. B

二、填空题（36～46 每空 1 分，共 20 空，共计 20 分）

36. 钠、钾

37. 钠、外

38. 去甲肾上腺素、β、加快、增强

39. 中枢

40. 膈肌

41. 分节运动

42. 内脏器官、皮肤

43. 垂体门脉系统

44. 肾上腺素、去甲肾上腺素

45. 胆碱能（N）、N_1

46. 酚妥拉明、普萘洛尔

三、名词解释题（47～51 每小题 5 分，共 5 小题，共计 25 分）

47. 血清　血液凝固后（1 分），析出的上清液（1 分），与血浆的主要区别是没有纤维蛋白原（2 分），多了血液凝固时释放的活性物质（1 分）。

48. 血氧饱和度　氧含量（2 分）占氧容量（2 分）的百分数（1 分）。

49. 消化　食物中大分子物质（1 分）在消化道内（1 分）被分解（1 分）为小分子物质（1 分）的过程（1 分）。

50. 腱反射　快速（2 分）牵拉肌肉（1 分）引起的牵张反射（2 分）。

51. 激素　由内分泌腺和细胞（2 分）分泌的具有高度生物活性（2 分）的化学物质（1 分）。

四、问答题（52～53 每小题 10 分，共 2 小题，共计 20 分）

52. 论述静息电位形成的机制。

答：①离子在膜内外的不均衡分布形成离子流动的电化学驱动力（2 分）；②静息状态下，细胞膜主要通透 K^+（2 分）；③在上述条件下 K^+ 外流（3 分）；④随着 K^+ 外流的进行，膜内外 K^+ 的浓度差减小，阻碍 K^+ 外流的电场力增大，当阻力=动力时，形成 K^+ 平衡电位，静息电位值就接近这一电位（3 分）。

53. 某患者空腹血糖超过 200mg/100ml，为什么会出现尿糖和多尿症状？

答：①由于血糖浓度超过肾糖阈（2 分），多余的糖不能全部被肾小管吸收（2 分），随尿排出，因此出现尿糖（1 分）；②由于多余的糖不能全部被肾小管吸收，提高了小管内的渗透压（2 分），水的重吸收减少（2 分），出现多尿现象（1 分）。

生理学模拟试卷七

一、**单项选择题**（每小题 4 个备选答案中只有一个最佳答案，每小题 1 分，共 10 小题，共计 10 分）

1. 维持内环境稳态的重要调节方式是（　　　）
   - A. 负反馈调节
   - B. 体液调节
   - C. 神经调节
   - D. 自身调节

2. 以下哪项是由负反馈调节的生理过程（　　　）
   - A. 分娩
   - B. 降压反射
   - C. 小肠运动
   - D. 排尿反射

3. 维持红细胞正常形态和调节细胞内外水平衡的因素是（　　　）
   - A. 组织液静水压
   - B. 血浆胶体渗透压
   - C. 血浆晶体渗透压
   - D. 组织液胶体渗透压

4. 处于抵御化脓性细菌入侵第一线的细胞是（　　　）
   - A. 嗜碱性粒细胞
   - B. 淋巴细胞
   - C. 嗜酸性粒细胞
   - D. 中性粒细胞

5. 下列第几心音可作为心室收缩期开始的标志（　　　）
   - A. 第一心音
   - B. 第二心音
   - C. 第三心音
   - D. 第四心音

6. 微循环中直接通路的作用是（　　　）
   - A. 调节体温
   - B. 促进血液回流
   - C. 物质交换
   - D. 调节外周阻力

7. 每分通气量和肺泡通气量之差为（　　　）
   - A. 潮气量×呼吸频率
   - B. 余气量×呼吸频率
   - C. 无效腔气量×呼吸频率
   - D. 功能余气量×呼吸频率

8. 对脂肪、蛋白质消化作用最强的消化液是（　　　）
   - A. 胃液
   - B. 胆汁
   - C. 小肠液
   - D. 胰液

9. 中枢温度敏感神经元较多的部位是（　　　）
   - A. 视前区-下丘脑前部
   - B. 下丘脑后部
   - C. 大脑皮层运动区
   - D. 脑干网状结构

10. 有关肾的内分泌功能，下列哪项是错误的（　　　）
    A. 分泌前列腺素　　　　　　　　　B. 分泌肾上腺素
    C. 分泌促红细胞生成素　　　　　　D. 分泌肾素

二、填空题（11～15 每空 2 分，共 10 空，共计 20 分）

11. 生命活动的基本特征有_____、_____、_____、_____。
12. 消化的形式有_____、_____。
13. 氧气运输的化学结合形式有_____。
14. 心室的心动周期包括_____、_____。
15. 影响心输出量的因素除心率外，还有_____。

三、名词解释题（16～20 每小题 4 分，共 5 小题，共计 20 分）

16. 兴奋
17. 稳态
18. 血型
19. 呼吸
20. 血压

四、简答题（21～25 每小题 10 分，共 5 小题，共计 50 分）

21. 简述神经调节的定义与调节特点。
22. 简述血清与血浆的区别。
23. 简述动脉血压形成的机制。
24. 简述胃液有哪些成分，每种成分的生理作用是什么。
25. 简述大量出汗尿量有何变化，为什么。

参考答案与评分标准

一、单项选择题（每小题 4 个备选答案中只有一个最佳答案，每小题 1 分，共 10 小题，共计 10 分）

1. A　2. B　3. C　4. D　5. A　6. B　7. C　8. D　9. A　10. B

二、填空题（11～15 每空 2 分，共 10 空，共计 20 分）

11. 新陈代谢、兴奋性、适应性、生殖
12. 机械性消化、化学性消化
13. 氧和血蛋白
14. 收缩期、舒张期
15. 搏出量

三、名词解释题（16～20 每小题 4 分，共 5 小题，共计 20 分）

16. 兴奋　机体受刺激（1 分）由静止（1 分）变为活动（1 分）的过程（1 分）。[细胞受刺激（1 分）产生（1 分）动作电位（1 分）的过程（1 分）。]

17. 稳态　内环境（1 分）的理化特性（1 分）保持相对（1 分）稳定（1 分）。

18. 血型　广义：血细胞膜上（2 分）特异性抗原的类型（2 分）。[狭义：红细胞膜（2 分）上特异性抗原的类型（2 分）。]

19. 呼吸　机体（1 分）与外界（1 分）进行气体交换（1 分）的过程（1 分）。

20. 血压　广义：即血液（1 分）在血管（1 分）内流动时（1 分）对血管壁的压力（1 分）。[狭义：即动脉血管（1 分）内流动（1 分）的血液（1 分）对血管壁的侧压力（1 分）。]

四、简答题（21～25 每小题 10 分，共 5 小题，共计 50 分）

21. 简述神经调节的定义与调节特点。

答：神经调节指中枢神经系统（2 分）通过神经纤维产生的调节方式（2 分）。其调节特点是快速（2 分）、短暂（2 分）、准确（2 分）。

22. 简述血清与血浆的区别。

答：血清与血浆相比少了纤维蛋白原（3 分）与凝血因子（3 分），多了血小板释放的因子（4 分）。

23. 简述动脉血压形成的机制。

答：前提是动脉血管有充足的血液充盈，形成充盈压（2 分）；基本条件是心脏泵血，心输出量[搏出量（2 分）、心率（2 分）]，外周阻力（小动脉口径）（2 分）；辅助因素是大动脉弹性贮器作用（2 分）。

24. 简述胃液有哪些成分，每种成分的生理作用是什么。

答：胃液成分包括水、无机物、有机物。

水将食物稀释为等渗，有利于吸收（2 分）。无机物：盐酸，激活胃蛋白酶原，为其提供适宜的 pH 环境，杀菌，促进胆汁、胰液、小肠液分泌，铁、钙吸收，使蛋白质变性，易消化（2 分）。有机物：胃蛋白酶原，被盐酸激活后，可将蛋白质分解为䏣胨（2 分）；黏液，可形成黏液-碳酸氢盐屏障（2 分）；内因子，保护和帮助维生素 B_{12} 吸收（2 分）。

25. 简述大量出汗尿量有何变化，为什么。

答：大量出汗尿量明显减少（2 分）。大量出汗，由于汗液是低渗的（2 分），因此大量水分丢失，血浆晶体渗透压升高（2 分），刺激中枢渗透压感受器，使抗利尿激素分泌增多（2 分），在该激素作用下，远曲小管和集合管对水的重吸收增强（2 分），使尿量减少。

生理学模拟试卷八

一、**单项选择题**（每小题 4 个备选答案中只有一个最佳答案，每小题 1 分，共 25 小题，共计 25 分）

1. 在一定血压范围内肾血流量保持相对稳定主要靠（　　）
   - A. 体液调节
   - B. 自身调节
   - C. 神经调节
   - D. 多种调节

2. 离体实验方法的优点主要是（　　）
   - A. 能反映正常机体内的情况
   - B. 实验方法简便
   - C. 排除其他因素的影响
   - D. 适宜于考察器官间协同

3. 可兴奋细胞兴奋时的共同特征为（　　）
   - A. 神经传导
   - B. 机械收缩
   - C. 动作电位
   - D. 腺体分泌

4. Na^+ 进入细胞内的转运方式是（　　）
   - A. 通道易化扩散
   - B. 单纯扩散
   - C. 易化扩散
   - D. 主动转运

5. 钠泵活动最重要的意义是（　　）
   - A. 维持细胞内高 K^+
   - B. 防止细胞水肿
   - C. 消耗多余的 ATP
   - D. 建立势能储备

6. 在骨骼肌收缩过程中，能与细肌丝结合的是（　　）
   - A. Mg^{2+}
   - B. K^+
   - C. Na^+
   - D. Ca^{2+}

7. 神经纤维动作电位复极化的原理是（　　）
   - A. Ca^{2+} 内流
   - B. Na^+ 迅速内流
   - C. K^+ 迅速外流
   - D. K^+ 内流

8. 内环境稳态的意义在于（　　）
   - A. 保证足够的能量储备
   - B. 为细胞提供适宜的生存环境
   - C. 使营养物质不致过度消耗
   - D. 与环境变化保持一致

9. 判断组织兴奋性高低最常用的简便指标是（　　）
   - A. 阈电位
   - B. 时值

C. 阈强度 D. 强度-时间变化率

10. 神经细胞在接受一次阈上刺激后，兴奋性的周期变化是（　　）

A. 相对不应期—绝对不应期—超常期—低常期

B. 绝对不应期—相对不应期—低常期—超常期

C. 绝对不应期—低常期—相对不应期—超常期

D. 绝对不应期—相对不应期—超常期—低常期

11. 当后一刺激落在前一次收缩的舒张期内会引起（　　）

A. 等长收缩 B. 等张收缩

C. 完全强直收缩 D. 不完全强直收缩

12. 体重 60kg 的正常人，体液量和血量分别为（　　）

A. 30L 与 2.5L B. 30L 与 4.0L

C. 36L 与 4.2L D. 40L 与 4.0L

13. 血液凝固的主要步骤是（　　）

A. 凝血酶原形成—凝血酶形成—纤维蛋白原形成

B. 凝血酶原激活物形成—凝血酶形成—纤维蛋白原形成

C. 凝血酶原形成—凝血酶形成—纤维蛋白形成

D. 凝血酶原激活物形成—凝血酶形成—纤维蛋白形成

14. 红细胞比容是指红细胞（　　）

A. 在血液中所占的总量百分比 B. 在血液中所占的体积分数

C. 与白细胞容积之比 D. 与血管容积之比

15. 生成原尿的有效滤过压等于（　　）

A. 肾小球毛细血管血压–血浆胶体渗透压+囊内压

B. 肾小球毛细血管血压–（血浆胶体渗透压–囊内压）

C. 肾小球毛细血管血压+血浆胶体渗透压–囊内压

D. 肾小球毛细血管血压–（血浆胶体渗透压+囊内压）

16. 兴奋在心室内传导所产生的综合电位变化，表现在心电图上的相应部分是（　　）

A. P 波 B. T 波

C. P—R 间期 D. QRS 波群

17. 微循环中具有调节体温作用的通路是（　　）

A. 淋巴回路 B. 迂回通路

C. 直捷通路 D. 动-静脉短路

18. 心脏搏出量占心室舒张末期容积的百分比称为（　　）

A. 心脏指数 B. 心输出量

C. 射血分数 D. 心力储备

19. 影响外周阻力最主要的因素是（　　）

A. 血液黏滞度 B. 红细胞数目

C. 小动脉口径 D. 血管长度

20. 患者的动脉血压降低，中心静脉压增高表示（　　）

A. 左心功能不全 B. 全心功能不全

      C. 轻度静脉回流障碍   D. 重度静脉回流障碍

21. 第一心音标志着（　　　）

    A. 心室舒张开始   B. 心室收缩开始

    C. 心房收缩开始   D. 心房舒张开始

22. 肺通气的原动力来自（　　　）

    A. 肺的舒缩运动   B. 肺的弹性回缩

    C. 呼吸肌的舒缩运动   D. 肺内压和胸内压之差

23. 机体控制呼吸、心跳的中枢在（　　　）

    A. 大脑皮质   B. 脑桥

    C. 下丘脑   D. 延髓

24. 三类主要食物在胃中排空的速度由慢至快的顺序排列是（　　　）

    A. 脂肪、糖类、蛋白质   B. 糖类、脂肪、蛋白质

    C. 脂肪、蛋白质、糖类   D. 糖类、蛋白质、脂肪

25. 当环境温度大于体温时，机体的散热方式是（　　　）

    A. 辐射   B. 传导

    C. 蒸发   D. 对流

二、填空题（26～34 每空 1 分，共 25 空，共计 25 分）

26. 生物电的形式有_____、_____。

27. 正常人体有三种血压，分别为_____、_____、_____。

28. 影响骨骼肌收缩的主要因素有_____、_____、_____。

29. 血浆蛋白包括_____、_____、_____。

30. 体液分为_____、_____。

31. 窦弓反射的反射弧包括_____、_____、_____、_____、_____。

32. 临床用的等渗溶液有_____、_____。

33. 生理学研究的三个水平是_____、_____、_____。

34. 反馈有_____、_____。

三、名词解释题（35～39 每小题 2 分，共 5 小题，共计 10 分）

35. 房室延搁

36. 肺泡无效腔

37. 胆盐的肠肝循环

38. 肾糖阈

39. 胃排空

四、简答题（40～43 每小题 5 分，共 4 小题，共计 20 分）

40. 简述生理性止血与血液凝固的基本过程。

41. 简述胃液的主要作用。

42. 简述期前收缩和代偿间歇是如何产生的。

43. 简述细胞跨膜物质转运的主要形式。

五、论述题（44～45 每小题 10 分，共 2 小题，共计 20 分）

44. 论述动脉血中 PCO_2、PO_2、H^+ 浓度变化对呼吸的影响及其机制。

45. 论述神经-骨骼肌接头兴奋传递过程。

参考答案及评分标准

一、单项选择题（每小题 4 个备选答案中只有一个最佳答案，每小题 1 分，共 25 小题，共计 25 分）

1. A　2. B　3. C　4. D　5. A　6. B　7. C　8. D　9. A　10. B　11. A　12. B　13. C
14. D　15. A　16. B　17. C　18. D　19. A　20. B　21. A　22. B　23. C　24. D　25. A

二、填空题（26～34 每空 1 分，共 25 空，共计 25 分）

26. 静息电位、动作电位
27. 动脉血压、静脉血压、毛细血管血压
28. 前负荷、后负荷、肌肉收缩力
29. 白蛋白、球蛋白、纤维蛋白原
30. 细胞内液、细胞外液
31. 颈动脉窦主动脉弓、传入神经、延髓反射中枢、传出神经、心及血管
32. 生理盐水、5%葡萄糖水
33. 整体、器官系统、细胞分子
34. 正、负

三、名词解释题（35～39 每小题 2 分，共 5 小题，共计 10 分）

35. 房室延搁　兴奋在房室交界区（1 分）的传导速度显著较慢（1 分）的现象。

36. 肺泡无效腔　进入肺泡的气体，可因血流在肺内分布不均而未能都与血液进行气体交换（1 分），未能进行气体交换的这一部分肺泡容量（1 分）。

37. 胆盐的肠肝循环　胆盐经胆总管排入十二指肠后，其中大部分由回肠重吸收入血（1 分），经门静脉回到肝脏（1 分），这一过程称为胆盐的肠肝循环。

38. 肾糖阈　尿中不出现糖（1 分）时的最高血糖浓度（1 分）。

39. 胃排空　食糜由胃（1 分）进入十二指肠（1 分）的过程。

四、简答题（40～43 每小题 5 分，共 4 小题，共计 20 分）

40. 简述生理性止血与血液凝固的基本过程。

答：生理性止血基本过程包括：血管收缩（0.5 分）；血小板血栓的形成（1 分）；血液凝固（0.5 分）。血液凝固的基本过程：凝血酶原激活物的形成（1 分）；凝血酶原在凝

血酶原激活物的作用下转变成为凝血酶（1分）；纤维蛋白原在凝血酶的作用下转变成为纤维蛋白（1分）。

41. 简述胃液的主要作用。

答：（1）水：将食物稀释为等渗或低渗，有利于吸收（1分）。（2）盐酸：抑菌和杀菌；激活胃蛋白酶原，提供胃蛋白酶分解蛋白质所需的酸性环境；促进蛋白质变性；促进小肠对铁和钙的吸收；入小肠后促进胰液、胆汁、小肠液的分泌（1分）。（3）胃蛋白酶原：被激活后能水解蛋白质，其主要产物是脉和胨（1分）。（4）黏液：覆盖在胃黏膜表面形成一凝胶层，减少食物对胃黏膜的机械损伤；与胃黏膜分泌的 HCO_3^- 一起构成"黏液-碳酸氢盐屏障"，对保护胃黏膜免受胃酸和胃蛋白酶的侵蚀有重要意义（1分）。（5）内因子：与维生素 B_{12} 结合形成复合物，保护它不被小肠内水解酶破坏，并促进维生素 B_{12} 的吸收（1分）。

42. 简述期前收缩和代偿间歇是如何产生的。

答：①心房肌和心室肌在有效不应期之后（1分），在下一次窦房结传来的兴奋到达之前，受到一次人工的刺激或异位节律点发放的冲动的作用（1分），则心房肌和心室肌可产生一次提前出现的收缩，即产生了期前收缩（1分）；②当紧接在期前收缩后的一次窦房结传来的兴奋传至心室时，常恰好落在期前兴奋的有效不应期内（1分），因而不能引起心房肌和心室肌的兴奋，要等窦房结的兴奋再次传来时才发生兴奋和收缩（1分）。故在一次期前收缩之后，常伴有较长的心舒张期，即产生了代偿间歇。

43. 简述细胞跨膜物质转运的主要形式。

答：被动转运：单纯扩散（0.5分），易化扩散[载体介导的易化扩散（1分），通道介导的易化扩散（1分）]。主动转运：原发性主动转运（1分），继发性主动转运（1分）。胞吞作用和胞吐作用（0.5分）。

五、论述题（44～45每小题10分，共2小题，共计20分）

44. 论述动脉血中 PCO_2、PO_2、H^+ 浓度变化对呼吸的影响及其机制。

答：（1）血液中 PCO_2 对呼吸的调节：一定水平的 PCO_2 对维持呼吸中枢的兴奋性是必需的（1分）。在一定范围内，动脉血中 PCO_2 升高可使呼吸加深加快，但超过一定水平则出现抑制和麻醉效应（1分）。PCO_2 升高可以通过刺激外周化学感受器和中枢化学感受器而兴奋呼吸中枢，以后者为主（1分）。（2）动脉血中 PO_2 降低可通过外周化学感受器兴奋呼吸中枢，而低 PO_2 对呼吸中枢的作用是直接抑制的（1分）。当动脉血中 PO_2 降低（<80mmHg 时，通过外周化学感受器对呼吸中枢的兴奋效应在一定程度上抵消了低 PO_2 对呼吸中枢的直接抑制作用，而呼吸表现为加深加快（1分）。在严重缺氧时，外周化学感受性反射效应不足以克服低氧的直接抑制作用，将导致呼吸运动的抑制（1分）。（3）动脉血中 H^+ 浓度上升，呼吸运功加深加快，肺通气量增加；反之，肺通气量下降（1分）。H^+ 对呼吸运动的调节也是通过刺激外周化学感受器和中枢化学感受器而实现的（1分）。由于 H^+ 较难通过血脑屏障，限制了它对中枢化学感受器的作用，而主要通过刺激外周化学感受器起作用（1分）。在整体情况下，动脉血中 PCO_2、PO_2、H^+ 浓度变化对呼吸的影响可以相互影响、相互作用，其效应可因总和而加大，也

可因相互抵消而减弱（1分）。

45. 试述神经-骨骼肌接头兴奋传递过程。

答：接头前膜的过程：钙通道打开（1分）钙离子内流（1分），囊泡移动与前膜融合（1分）破裂释放神经递质（1分）。接头间隙的过程：扩散（1分）。接头隙后膜的过程：神经递质与受体结合（1分），通道打开钠离子内流（1分），产生接头后膜电位（1分），总和（1分）达阈电位产生动作电位（1分）。

生理学模拟试卷九

一、**单项选择题**（每小题 4 个备选答案中只有一个最佳答案，每小题 1 分，共 40 小题，共计 40 分）

1. 判断组织兴奋性高低的简便指标是（　　　）
   - A. 阈值
   - B. 阈电位
   - C. 刺激的最短时间
   - D. 刺激的频率

2. 神经纤维兴奋的产生和传导的标志是（　　　）
   - A. 极化状态
   - B. 局部去极化电位
   - C. 动作电位
   - D. 阈电位水平下移

3. 神经-骨骼肌接头处的化学递质是（　　　）
   - A. 肾上腺素
   - B. 去甲肾上腺素
   - C. 乙酰胆碱
   - D. 5-羟色胺

4. 心室肌细胞动作电位平台期的形成是由于（　　　）
   - A. 钙内流钾外流
   - B. 钙外流钾内流
   - C. 钠内流氯外流
   - D. 钠内流钾外流

5. 心室肌有效不应期的长短主要取决于（　　　）
   - A. 动作电位 0 期去极化速度
   - B. 阈电位水平的高低
   - C. 动作电位 2 期的长短
   - D. 钠-钾泵的功能

6. 衡量心肌自律性高低的指标是（　　　）
   - A. 动作电位的幅度
   - B. 0 期去极化速度
   - C. 最大复极电位水平
   - D. 4 期自动去极化速度

7. 影响正常人收缩压的主要原因是（　　　）
   - A. 每搏输出量
   - B. 外周阻力
   - C. 大动脉的弹性
   - D. 心率

8. 组织液的生成与回流，主要取决于（　　　）
   - A. 血浆胶体渗透压
   - B. 毛细血管血压
   - C. 血浆晶体渗透压
   - D. 有效滤过压

9. 副交感神经兴奋不会对下列哪项造成影响（　　　）
   - A. 心率
   - B. 外周血管阻力
   - C. 心肌收缩力
   - D. 心脏传导束

10. 降压反射的最终效应是（　　　）
    A. 降压
    B. 减弱心血管活动
    C. 升压
    D. 维持动脉血压相对稳定
11. 平静呼吸时，肺内压在下列哪一个时相中低于大气压（　　　）
    A. 呼气初
    B. 吸气初
    C. 呼气末
    D. 吸气末
12. 维持呼吸中枢兴奋性的生理有效刺激是（　　　）
    A. 血中适当浓度的 CO_2
    B. 血中轻度缺 O_2
    C. 血中 H^+ 浓度刺激
    D. 血中重度缺 O_2
13. 引起肺泡回缩的主要作用力是（　　　）
    A. 肺泡弹力纤维的弹性回缩力
    B. 肺泡内液体的表面张力
    C. 胸膜腔内负压力
    D. 肺泡表面张力+弹性回缩力
14. 属于类固醇激素的是（　　　）
    A. 糖皮质激素
    B. 下丘脑调节性多肽
    C. 去甲肾上腺素
    D. 甲状腺激素
15. 垂体性糖尿病的原因是（　　　）
    A. 胰岛素缺乏
    B. 糖皮质激素过多
    C. 生长素过多
    D. 甲状腺激素过多
16. 除下列哪项外，均是肾上腺皮质的作用（　　　）
    A. 调节物质代谢、生长发育
    B. 可增加对有害刺激耐受力
    C. 可直接杀伤细菌抗炎
    D. 增加红细胞
17. 调节胰岛素分泌的最重要因素是（　　　）
    A. 神经调节
    B. 胰高血糖素
    C. 脂肪酸的作用
    D. 血糖浓度
18. 一般认为突触前抑制的突触的类型是（　　　）
    A. 轴-体突触
    B. 轴-树突触
    C. 轴-轴突触
    D. 树-体突触
19. 在反射活动中，最易疲劳的部位是（　　　）
    A. 感觉器
    B. 传入神经
    C. 神经中枢
    D. 传出神经
20. 能使突触后膜通透性改变，产生兴奋性突触后电位的主要离子是（　　　）
    A. 钠离子
    B. 钾离子
    C. 钙离子
    D. 氯离子
21. 运动神经元兴奋时末梢释放的递质是（　　　）
    A. 乙酰胆碱
    B. 去甲肾上腺素
    C. 多巴胺
    D. 甘氨酸
22. 关于腱反射的叙述，正确的是（　　　）
    A. 快速牵拉肌腱发生
    B. 感受器是腱器官
    C. 效应器是梭内肌
    D. 多突触反射

23. 脊髓小脑的主要功能是（　　　）
    A. 维持身体平衡　　　　　　　　B. 调节肌紧张
    C. 协调随意运动　　　　　　　　D. 发动随意运动

24. 大脑皮层的主要运动区是（　　　）
    A. 中央前回　　　　　　　　　　B. 中央后回
    C. 枕叶皮质　　　　　　　　　　D. 颞叶距状裂

25. M 受体分布在（　　　）
    A. 副交感神经节突触后膜上
    B. 运动终板膜上
    C. 交感神经突触后膜上
    D. 副交感神经节后纤维所支配的效应器细胞膜上

26. 人的基本生命活动中枢是在（　　　）
    A. 脊髓　　　　　　　　　　　　B. 延髓
    C. 中脑　　　　　　　　　　　　D. 脑桥

27. 下列哪项反射活动中存在着正反馈（　　　）
    A. 腱反射　　　　　　　　　　　B. 排尿反射
    C. 减压反射　　　　　　　　　　D. 肺牵张反射

28. 人体内最重要的排泄器官是（　　　）
    A. 肾　　　　　　　　　　　　　B. 肺
    C. 皮肤　　　　　　　　　　　　D. 消化道

29. 能增加肾小球滤过率的因素是（　　　）
    A. 肾小球滤过面积减小　　　　　B. 肾小球毛细血管血压增高
    C. 血浆胶体渗透压升高　　　　　D. 肾小囊内压增高

30. 在肾小管各段中重吸收葡萄糖、氨基酸的部位是（　　　）
    A. 近端小管　　　　　　　　　　B. 远端小管
    C. 髓袢降支　　　　　　　　　　D. 髓袢升支

31. 下列物质不是由肾小管主动重吸收的是（　　　）
    A. 葡萄糖　　　　　　　　　　　B. 尿素
    C. 钾　　　　　　　　　　　　　D. 钠

32. 醛固酮的生理作用是（　　　）
    A. 升血钠降血钾　　　　　　　　B. 升血钾降血钠
    C. 升血钾血钠　　　　　　　　　D. 降血钾血钠

33. 促进抗利尿激素释放的因素是（　　　）
    A. 血浆晶体渗透压升高　　　　　B. 血浆晶体渗透压下降
    C. 循环血量增多　　　　　　　　D. 血浆胶体渗透压升高

34. 能直接供给细胞活动的能源物质是（　　　）
    A. 葡萄糖　　　　　　　　　　　B. 蛋白质
    C. 脂肪　　　　　　　　　　　　D. ATP

35. 对人体的能量代谢影响最大的因素是（　　　）
    A. 环境温度　　　　　　　　　B. 肌肉活动
    C. 食物的特殊动力效应　　　　D. 精神活动

36. 给高热患者使用冰袋的散热方式是（　　　）
    A. 辐射　　　　　　　　　　　B. 传导
    C. 对流　　　　　　　　　　　D. 蒸发

37. 消化道共有的运动形式是（　　　）
    A. 容受性舒张　　　　　　　　B. 蠕动
    C. 集团蠕动　　　　　　　　　D. 分节运动

38. 三类食物在胃内的排空速度由快到慢的顺序是（　　　）
    A. 蛋白质、脂肪、糖类　　　　B. 蛋白质、糖类、脂肪
    C. 脂肪、蛋白质、糖类　　　　D. 糖类、蛋白质、脂肪

39. 抑制胃排空的因素是（　　　）
    A. 迷走神经兴奋　　　　　　　B. 促胃素增多
    C. 十二指肠酸度高　　　　　　D. 壁内神经丛活动增强

40. 主要促进胰液中水和碳酸氢盐分泌的激素是（　　　）
    A. 促胃液素　　　　　　　　　B. 促胰液素
    C. 缩胆囊素　　　　　　　　　D. 抑胃肽

二、填空题（41～50 每空 0.5 分，共 20 空，共计 10 分）

41. 机体或组织对刺激发生反应的基本形式有_____和_____。

42. 骨骼肌兴奋-收缩耦联的结构基础是_____，起中介作用的离子是_____。

43. 血浆渗透压是由_____和_____两部分组成。

44. 血浆中最重要的抗凝物质是_____和_____。

45. 心内兴奋冲动传导最慢的部位是_____，此现象称为_____。

46. 心交感神经兴奋时，其末梢释放的递质是_____，可使心输出量_____。

47. 肺活量等于_____、_____和_____三者之和。

48. 血液 pH 下降，_____和_____升高，均使氧解离曲线右移。

49. 糖类物质的吸收形式是_____，蛋白质的主要吸收形式是_____。

50. 容量血管指的是_____。

三、名词解释题（51～55 每小题 3 分，共 5 小题，共计 15 分）

51. 反射

52. 突触

53. 心动周期

54. 水利尿

55. 激素

四、简答题（56～60 每小题 5 分，共 5 小题，共计 25 分）

56. 简述钠泵活动的生理意义。

57. 简述影响动脉血压的因素有哪些。

58. 简述影响肺换气的因素有哪些。

59. 简述静息电位的产生机制。

60. 简述组织液的生成过程（机制）/因素。

五、论述题（61 题，10 分）

61. 论述影响肾小球滤过的因素及其如何发挥调节作用。

参考答案及评分标准

一、单项选择题（每小题 4 个备选答案中只有一个最佳答案，每小题 1 分，共 40 小题，共计 40 分）

1. A　2. C　3. C　4. A　5. C　6. D　7. A　8. D　9. B　10. D　11. B　12. A　13. B
14. A　15. C　16. C　17. D　18. C　19. C　20. A　21. A　22. A　23. B　24. A　25. D
26. B　27. B　28. A　29. B　30. A　31. B　32. A　33. A　34. D　35. B　36. B　37. B
38. D　39. C　40. B

二、填空题（41～50 每空 0.5 分，共 20 空，共计 10 分）

41. 兴奋、抑制

42. 三联管、钙离子

43. 血浆晶体渗透压、血浆胶体渗透压

44. 肝素、抗凝血酶Ⅲ

45. 房室交界、房室延搁

46. 去甲肾上腺素、增多

47. 潮气量、补呼气量、补吸气量

48. PCO_2、体温

49. 葡萄糖、氨基酸

50. 静脉

三、名词解释题（51～55 每小题 3 分，共 5 小题，共计 15 分）

51. 反射　在中枢神经系统的参与下（1 分），机体对刺激（1 分）做出的规律性反应（1 分）。

52. 突触　神经元之间（1 分）发生功能（1 分）接触的部位（1 分）。

53. 心动周期　心房或心室（1 分）每收缩舒张一次（1 分）构成的机械周期（1 分）。

54. 水利尿　由于大量（1 分）饮清水（1 分）而引起尿量增多（1 分）的现象。

55. 激素　由内分泌腺和内分泌细胞（1 分）产生的传递信息（1 分）的高效能生物活性物质（1 分）。

四、简答题（56～60 每小题 5 分，共 5 小题，共计 25 分）

56. 简述钠泵活动的生理意义。

答：①使细胞内外离子分布不匀，是细胞产生生物电的基础（2 分）；②是细胞内进行代谢反应的必要条件（1 分）；③建立势能储备，为其他的耗能过程提供能量（2 分）。

57. 简述影响动脉血压的因素有哪些。

答：①心输出量，包括心率（1 分）和每搏输出量（1 分）；②外周阻力（1 分）；③大动脉血管壁的弹性作用（1 分）；④循环血量与血管容积的比值（1 分）。

58. 简述影响肺换气的因素有哪些。

答：①气体扩散速率（分压差×溶解度/分子质量）（1 分）；②呼吸膜的面积和厚度（2 分）；③通气/血流的值（2 分）。

59. 简述静息电位的产生机制。

答：静息电位：细胞处于安静状态下（未受刺激时）膜内外的电位差（1 分）。形成机制：①细胞内高浓度 K^+（1 分）；②静息时细胞膜只对 K^+ 有通透性，则 K^+ 受到浓度差的驱使动力向膜外扩散（1 分）；③扩散后形成外正内负的跨膜电位差成为对抗浓度差的作用力，当达到平衡状态时，K^+ 不再有跨膜的静移动，此时的跨膜电位称为 K^+ 平衡电位（2 分）。膜内外 K^+ 浓度差值可影响静息电位水平。

60. 简述组织液的生成过程（机制）/因素。

答：（1）组织液是血浆滤过毛细血管壁而形成的，其生成量主要取决于有效滤过压（1 分）。有效滤过压=（毛细血管血压+组织液胶体渗透压）－（血浆胶体渗透压+组织液静水压）（1 分），在动脉端，有效滤过压=10mmHg，组织液生成；在静脉端，有效滤过压= －8mmHg，组织液回流（2 分）。（2）影响组织液生成的因素：①有效滤过压；②毛细血管通透性；③静脉和淋巴回流（1 分）等。

五、论述题（61 题，10 分）

61. 试述影响肾小球滤过的因素及其如何发挥调节作用。

答：（1）有效滤过压（1 分）：①其他因素不变时，肾小球毛细血管血压（1 分）当血压在 80～180mmHg 变化时，保持相对稳定，肾小球滤过率不变，但当机体剧烈运动时，肾小球毛细血管血压降低，有效压降低，肾小球滤过率减少，当机体大失血时，肾小球毛细血管血压降低，有效滤过压降低，肾小球滤过率减少，甚至无原尿生成（1分）；②其他因素不变时，血浆胶体渗透压（1 分）在某些条件下会降低（如大量输生理盐水），有效压升高，肾小球滤过率增加；③其他因素不变时，囊内压（1 分）在一些病理条件下（如肾盂结石等）升高，有效压降低，肾小球滤过率减少。（2）滤过膜的面积和通透性（1 分）：其他因素不变时，在病理条件下（如急性肾小球肾炎等）滤过膜通透性增加且滤过面积减少（1 分），所以肾小球滤过率减少，出现少尿、蛋白尿甚至血尿。（3）肾血浆流量（1 分）：其他因素不变时，肾血浆流量与肾小球滤过率成正变关系（1 分）。当肾血浆流量增加时，肾小球毛细血管血浆胶体渗透压升高的速度减慢，有效压降低的速度减慢，有效滤过的血管长度增加，肾小球滤过率增加；反之，肾小球滤过率减少（1 分）。

生理学模拟试卷十

一、**单项选择题**（每小题 4 个备选答案中只有一个最佳答案，每小题 1 分，共 30 小题，共计 30 分）

1. 可兴奋细胞兴奋时共同的标志是产生（　　）
   - A. 静息电位
   - B. 阈电位
   - C. 局部电位
   - D. 动作电位

2. 人体体温保持恒定，需要（　　）
   - A. 自身调节
   - B. 负反馈
   - C. 正反馈
   - D. 条件反射

3. 调节血管内外水平衡的主要因素是（　　）
   - A. 血浆晶体渗透压
   - B. 血浆胶体渗透压
   - C. 组织液胶体渗透压
   - D. 组织液静水压

4. 细胞膜在静息情况时，对下列哪种离子通透性最大（　　）
   - A. K^+
   - B. Na^+
   - C. Ca^{2+}
   - D. H^+

5. 细胞受刺激而兴奋时，膜内电位负值减少称为（　　）
   - A. 极化
   - B. 去极化
   - C. 复极化
   - D. 超射

6. 某人的血细胞与 B 型血的血清凝集，而其血清与 B 型血的血细胞不凝集，此人血型是（　　）
   - A. A 型
   - B. B 型
   - C. O 型
   - D. AB 型

7. 心室肌细胞动作电位平台期是下列哪些离子跨膜流动的综合结果（　　）
   - A. Na^+内流，Cl^-外流
   - B. Na^+内流，K^+外流
   - C. K^+内流，Ca^{2+}外流
   - D. Ca^{2+}内流，K^+外流

8. 心肌不会产生强直收缩的原因是（　　）
   - A. 心肌肌质网不发达，Ca^{2+}储存少
   - B. 心肌有自律性，会产生自动节律收缩
   - C. 心肌呈"全或无"收缩
   - D. 心肌的有效不应期特别长

9. 房室瓣关闭始见于（　　）
   - A. 等容收缩期开始
   - B. 等容收缩期末
   - C. 等容舒张期开始
   - D. 等容舒张期末

10. 当心率超过 180 次/min，心输出量减少的原因是（　　）

　　A. 心脏射血期明显缩短　　　　　　B. 心肌收缩力明显减弱

　　C. 心室充盈期明显缩短　　　　　　D. 每搏输出量减少不明显

11. 对动脉血压起缓冲作用的因素是（　　）

　　A. 搏出量　　　　　　　　　　　　B. 心率

　　C. 大动脉弹性　　　　　　　　　　D. 外周阻力

12. 每分通气量和肺泡通气量之差为（　　）

　　A. 无效腔气量×呼吸频率　　　　　B. 潮气量×呼吸频率

　　C. 余气量×呼吸频率　　　　　　　D. 功能余气量×呼吸频率

13. 动脉血 H^+ 浓度增高兴奋呼吸的作用主要不是通过中枢化学感受器而实现的，其原因是（　　）

　　A. 中枢化学感受器对 H^+ 不敏感

　　B. H^+ 对中枢化学感受器有抑制作用

　　C. H^+ 难以通过血-脑屏障和血-脑脊液屏障

　　D. 脑脊液有强大的缓冲系统，缓冲了脑脊液 pH 的变化

14. 某人肺通气量为 7.5L/min，呼吸频率为 20/min，无效腔容量为 125ml，每分心排出量为 5L，他的通气/血流值为（　　）

　　A. 0.8　　　　　　　　　　　　　B. 0.7

　　C. 1.0　　　　　　　　　　　　　D. 0.9

15. 对脂肪蛋白质消化作用最强的消化液是（　　）

　　A. 胃液　　　　　　　　　　　　　B. 胆汁

　　C. 胰液　　　　　　　　　　　　　D. 小肠液

16. 分泌盐酸的是（　　）

　　A. 主细胞　　　　　　　　　　　　B. 壁细胞

　　C. 黏液细胞　　　　　　　　　　　D. 胃幽门黏膜 G 细胞

17. 胆汁的主要作用是（　　）

　　A. 激活胰蛋白酶　　　　　　　　　B. 促进脂肪消化、吸收

　　C. 促进淀粉水解　　　　　　　　　D. 中和胃酸

18. 三类主要食物在胃中排空的速度由快至慢的顺序排列是（　　）

　　A. 糖类、蛋白质、脂肪　　　　　　B. 蛋白质、脂肪、糖类

　　C. 脂肪、糖类、蛋白质　　　　　　D. 糖类、脂肪、蛋白质

19. 消化道平滑肌对下列哪种刺激不敏感（　　）

　　A. 化学物质　　　　　　　　　　　B. 电

　　C. 温度　　　　　　　　　　　　　D. 牵拉

20. 给高热患者使用乙醇擦浴是（　　）

　　A. 增加辐射散热　　　　　　　　　B. 增加传导散热

　　C. 增加蒸发散热　　　　　　　　　D. 增加对流散热

21. 中枢温度敏感神经元较多的部位是（　　）

　　A. 视前区-下丘脑前部　　　　　　B. 下丘脑后部

    C. 大脑皮层运动区　　　　　　　D. 脑干网状结构

22. 关于体温正常值的叙述，下列哪项是正确的（　　　）
    A. 口腔温度比直肠温度高 0.3℃　　B. 腋窝温度比口腔温度高 0.4℃
    C. 肝脏温度比消化腺温度约低 1℃　D. 食管温度与口腔温度接近

23. 有关肾的内分泌功能，下列哪项是错误的（　　　）
    A. 分泌前列腺素　　　　　　　　　B. 分泌肾素
    C. 分泌肾上腺素　　　　　　　　　D. 分泌促红细胞生成素

24. 浓缩尿液的主要部位在（　　　）
    A. 集合管　　　　　　　　　　　　B. 远曲小管
    C. 髓袢　　　　　　　　　　　　　D. 近曲小管

25. 关于抗利尿激素，下述哪项是错误的（　　　）
    A. 由神经垂体释放
    B. 使远曲小管和集合管上皮细胞对水的通透性加大
    C. 血浆胶体渗透压升高时，刺激渗透压感受器增加分泌
    D. 大静脉和心房扩张时，抗利尿激素分泌减少

26. 在一定血压范围内肾血流量保持相对稳定主要靠（　　　）
    A. 神经调节　　　　　　　　　　　B. 体液调节
    C. 自身调节　　　　　　　　　　　D. 多种调节

27. 长期应用糖皮质激素治疗停药时应注意（　　　）
    A. 检查患者血细胞　　　　　　　　B. 了解胃黏膜有无损伤
    C. 补充蛋白质　　　　　　　　　　D. 应逐次减量停药

28. 幼儿时生长素分泌不足可导致（　　　）
    A. 呆小症　　　　　　　　　　　　B. 巨人症
    C. 侏儒症　　　　　　　　　　　　D. 向心性肥胖

29. 甲状腺激素对脑和长骨的生长发育影响最大的年龄在（　　　）
    A. 出生后的第 1 个月　　　　　　　B. 出生后的头 4 个月
    C. 出生后 1 年左右　　　　　　　　D. 出生后 3 年左右

30. 兴奋性与抑制性突触后电位的相同点是（　　　）
    A. 突触后膜局部去极化　　　　　　B. 递质使后膜对离子通透性改变所致
    C. 后膜对 Na^+ 通透性增加　　　　　D. 为"全或无"式电位变化

二、**多项选择题**（31~35 每小题 5 个备选答案中至少有一个是正确的，多选、少选均不得分，每小题 2 分，共 5 小题，共计 10 分）

31. 与骨骼肌相比，心肌的特点是（　　　）
    A. 肌质网相对不发达　　B. 对细胞外 Ca^{2+} 依赖性大　　C. 呈"全或无"收缩
    D. 不发生完全强直收缩　　E. 有效不应期长

32. 影响氧解离曲线的因素有（　　　）
    A. 酸碱度　　　　　　　　B. CO_2　　　　　　　　C. 温度
    D. 2，3-二磷酸甘油酸（2，3-DPG）　　　　　　E. 血压

33. 小肠分节运动的作用是（　　）
    A. 使食糜与消化液充分混合　　　B. 增加食糜与肠黏膜的接触机会
    C. 促进肠壁内血液和淋巴液的回流　D. 促进食糜向前推进
    E. 促进小肠分泌消化液
34. 胰岛素对糖代谢的作用是（　　）
    A. 抑制全身组织对葡萄糖的摄取利用
    B. 促进全身组织对葡萄糖的摄取利用
    C. 加速糖原的分解
    D. 抑制糖原的异生
    E. 促进糖原的异生
35. 神经纤维兴奋传导的特征是（　　）
    A. 生理完整性　　　　　　　B. 绝缘性
    C. 相对不疲劳性　　　　　　D. 双向传导
    E. 单向传导

三、名词解释题（36～40 每小题 4 分，共 5 小题，共计 20 分）
36. 阈电位
37. 调定点
38. 肾糖阈
39. 激素
40. 突触

四、简答题（41～45 每小题 6 分，共 5 小题，共计 30 分）
41. 简述静息电位形成机制。
42. 简述红细胞的生成和影响因素有哪些。
43. 简述平静呼吸过程。
44. 简述盐酸有何生理作用。
45. 简述大量出汗后，尿量有何变化，为什么。

五、论述题（46 题，10 分）
46. 论述动脉血压是如何形成的，叙述影响动脉血压的因素。

参考答案及评分标准

一、单项选择题（每小题 4 个备选答案中只有一个最佳答案，每小题 1 分，共 30 小题，共计 30 分）
  1. D　2. B　3. B　4. A　5. B　6. D　7. D　8. D　9. A　10. C　11. C　12. A　13. C

14. C　15. C　16. B　17. B　18. A　19. B　20. C　21. A　22. D　23. C　24. A　25. C
26. C　27. D　28. C　29. B　30. B

二、多项选择题（31～35 每小题 5 个备选答案中至少有一个是正确的，多选、少选均不得分，每小题（2 分），共 5 小题，共计 10 分）

31. ABCDE　32. ABCD　33. ABCD　34. BD　35. ABCD

三、名词解释题（36～40 每小题 4 分，共 5 小题，共计 20 分）

36. 阈电位　当膜电位去极化到某一临界值（2 分），就出现膜上的钠通道大量开放，Na^+大量内流而产生动作电位（2 分），膜电位的这个临界值称为阈电位。

37. 调定点　在 PO/AH 区中（2 分）有一个由热敏神经元和冷敏神经元的活动所控制体温的调定点，将机体温度设定在一个恒定的温度值（2 分）。

38. 肾糖阈　尿中（1 分）不出现葡萄糖（1 分）的最高血糖浓度（2 分）。

39. 激素　由内分泌腺或散在的内分泌细胞（2 分）所分泌的这种高效生物活性物质（2 分）。

40. 突触　实现神经元之间信息传递功能（2 分）的特殊接触部位（2 分）。

四、简答题（41～45 每小题 6 分，共 5 小题，共计 30 分）

41. 简述静息电位形成机制。

答：产生：K^+外流（2 分）。动力：膜内外 K^+ 的浓度差（1 分）。条件：膜对 K^+ 有通透性（1 分）。数值：接近 K^+ 平衡电位（2 分）。

42. 简述红细胞的生成和影响因素有哪些。

答：红细胞的生成的原料：珠蛋白、铁（2 分）。辅料：维生素 B_{12}、叶酸、内因子（3 分）。影响因素：促红细胞生成素、雄激素（1 分）。

43. 简述平静呼吸的过程。

答：（1）吸气：主动过程（1 分），肋间外肌、膈肌收缩，胸廓变大，肺内压变小，低于大气压，气体进入肺内（2 分）。（2）呼气：被动过程（1 分），肋间外肌、膈肌舒张回位，胸廓变小，肺内压变大，高于大气压，气体排出肺外（2 分）。

44. 简述盐酸有何生理作用。

答：激活胃蛋白酶并为其提供最适 pH（2 分）；使食物中的蛋白质变性（1 分）；杀菌（1 分）；促进胰液、胆汁、小肠液分泌（1 分）；有助于钙、铁吸收（1 分）。

45. 简述大量出汗后，尿量有何变化，为什么。

答：尿量减少（2 分）。大量出汗时，机体丢失水比丢失盐严重得多，导致血浆晶体渗透压升高（1 分），刺激下丘脑渗透压感受器（1 分），促进 ADH 的合成和释放（1 分），远曲小管和集合管对水的重吸收增加，尿量减少（1 分）。

五、论述题（46 题，10 分）

46. 论述动脉血压是如何形成的，叙述影响动脉血压的因素。

答：动脉血压形成的前提是血液充盈血管（2 分）；动力是心脏射血（1 分）；在动脉

血压的形成和维持中，外周阻力（1分）和大动脉管壁的弹性起着重要作用（1分）。

影响动脉血压的因素有：①每搏输出量（1分）；②心率（1分）；③外周阻力（1分）；④大动脉管壁的弹性（1分）；⑤循环血量和血管容量的比例（1分）。

第三部分　生理学课堂作业

生理学课堂作业一

（第一章　绪论与第二章　细胞基本功能）

一、单项选择题

1. 在一定血压范围内肾血流量保持相对稳定主要靠（　　　）
   - A. 自身调节
   - B. 体液调节
   - C. 神经调节
   - D. 多种调节

2. 人体血糖保持恒定，需要（　　　）
   - A. 自身调节
   - B. 正反馈
   - C. 负反馈
   - D. 条件反射

3. 离体实验方法的优点主要是（　　　）
   - A. 能反映正常机体内的情况
   - B. 实验方法简便
   - C. 适宜于考察器官间协同
   - D. 排除其他因素的影响

4. 最能反映内环境状况的体液部分是（　　　）
   - A. 血浆
   - B. 淋巴液
   - C. 脑脊液
   - D. 细胞内液

5. 可兴奋细胞兴奋时的共同特征为（　　　）
   - A. 腺体分泌
   - B. 机械收缩
   - C. 神经传导
   - D. 动作电位

6. 在骨骼肌收缩过程中，能与细肌丝结合的是（　　　）
   - A. Ca^{2+}
   - B. K^+
   - C. Na^+
   - D. Mg^{2+}

7. 细胞在静息时，负电荷位于膜内一侧，正电荷位于膜外一侧的现象称（　　　）
   - A. 反极化
   - B. 极化
   - C. 超极化
   - D. 去极化

8. 神经纤维动作电位下降相的原理是（　　　）
   - A. Ca^{2+}内流
   - B. Na^+迅速内流
   - C. K^+迅速外流
   - D. K^+内流

9. 内环境最重要的特征是（　　　）
   - A. 理化性质保持相对稳定
   - B. 各参数绝对静止
   - C. 各参数大幅波动
   - D. 与外环境同步变化

10. 电刺激坐骨神经腓肠肌标本引起收缩的现象属于（　　）
    A. 反射　　　　　　　　　　B. 反馈
    C. 反应　　　　　　　　　　D. 兴奋性

11. 关于体液调节，下述哪项是错误的（　　）
    A. 体液调节不受神经系统的控制
    B. 通过化学物质来实现
    C. 激素所作用的细胞称为激素的靶细胞
    D. 体液调节不一定都是全身性的

12. 关于易化扩散的叙述，错误的是（　　）
    A. 以载体为中介的易化扩散，如葡萄糖通过一般细胞膜进入细胞内的过程
    B. 以通道为中介的易化扩散，如 K^+、Na^+ 由膜的高浓度一侧向低浓度一侧扩散
    C. 作为载体的膜蛋白与被转运物质之间有高度的结构特异性
    D. 通道蛋白对被转运的物质没有特异性

13. 细胞膜内外正常的 Na^+ 和 K^+ 浓度差的形成和维持是由于（　　）
    A. 膜在安静时对 K^+ 通透性大　　B. 膜在兴奋时对 Na^+ 通透性增加
    C. Na^+、K^+ 易化扩散的结果　　D. 膜上钠-钾泵的作用

14. 以下关于钠泵生理作用的叙述，哪项是错误的（　　）
    A. 钠泵能逆着浓度差将进入细胞内的 Na^+ 移出膜外
    B. 钠泵可顺着浓度差使细胞外的 K^+ 转入膜内
    C. 由于从膜内移出 Na^+，可防止水分子进入细胞内
    D. 钠泵的活动造成细胞内高 K^+，使许多代谢反应得以进行

15. 葡萄糖跨膜转运机制不涉及（　　）
    A. 载体中介易化扩散　　　　B. 继发性主动转运
    C. 胞吞和胞吐　　　　　　　D. 钠泵活动

16. 白细胞吞噬细菌属于（　　）
    A. 主动转运　　　　　　　　B. 易化扩散
    C. 被动转运　　　　　　　　D. 胞吞作用

17. 大多数细胞产生和维持静息电位的主要原因是（　　）
    A. 细胞内高 K^+ 浓度和安静时膜主要对 K^+ 有通透性
    B. 细胞内高 K^+ 浓度和安静时膜主要对 Na^+ 有通透性
    C. 细胞外高 K^+ 浓度和安静时膜主要对 K^+ 有通透性
    D. 细胞内高 Na^+ 浓度和安静时膜主要对 Na^+ 有通透性

18. 静息电位大小接近于（　　）
    A. 钠平衡电位　　　　　　　B. 锋电位与超射之差
    C. 钠平衡电位与钾平衡电位之和　D. 钾平衡电位

19. 动作电位的特点之一是（　　）
    A. 阈下刺激，出现低幅度的动作电位
    B. 阈上刺激，出现较阈刺激幅度更大的动作电位
    C. 动作电位的传导随传导距离的增加而变小

D. 各种可兴奋细胞动作电位的幅度和持续时间可以各不相同

20. 神经细胞锋电位幅值取决于（　　　）
    A. 刺激的强度
    B. 刺激的持续时间
    C. 阈电位水平
    D. 静息电位绝对值与超射值之和

21. 近代生理学把兴奋性的定义理解为（　　　）
    A. 活的组织或细胞对外界刺激发生反应的能力
    B. 活的组织或细胞对外界刺激发生反应的过程
    C. 细胞在受刺激时产生动作电位的能力
    D. 细胞在受刺激时产生动作电位的过程

22. 刺激阈值指的是（　　　）
    A. 用最小刺激强度，刚刚引起组织兴奋的最短作用时间
    B. 保持一定的刺激强度不变，能引起组织兴奋的最适作用时间
    C. 保持一定的刺激时间和强度-时间变化率不变,引起组织发生兴奋的最小刺激强度
    D. 刺激时间不限，能引起组织兴奋的最适刺激强度

23. 判断组织兴奋性高低最常用的简便指标是（　　　）
    A. 阈电位
    B. 时值
    C. 阈强度
    D. 强度-时间变化率

24. 刺激引起兴奋的基本条件是使跨膜电位达到（　　　）
    A. 局部电位
    B. 阈电位
    C. 锋电位
    D. 后电位

25. 神经细胞在接受一次阈上刺激后，兴奋性的周期变化是（　　　）
    A. 相对不应期—绝对不应期—超常期—低常期
    B. 绝对不应期—相对不应期—低常期—超常期
    C. 绝对不应期—低常期—相对不应期—超常期
    D. 绝对不应期—相对不应期—超常期—低常期

26. 连续刺激不能使动作电位波形叠加的原因是（　　　）
    A. 刺激强度不够
    B. 刺激频率不够
    C. 存在绝对不应期
    D. 细胞能量不足

27. 蛙有髓神经纤维绝对不应期持续时间为 2.0ms,理论上每秒内所能产生的动作电位的次数不可能超过（　　　）
    A. 50 次
    B. 500 次
    C. 100 次
    D. 200 次

28. 目前一般认为肌肉收缩是由于（　　　）
    A. 骨骼肌收缩蛋白的卷曲
    B. 骨骼肌收缩蛋白的变化
    C. 粗细肌丝长度缩短
    D. 细肌丝向粗肌丝之间滑行

29. 当后一刺激落在前一次收缩的舒张期内会引起（　　　）
    A. 等长收缩
    B. 等张收缩
    C. 单收缩
    D. 不完全强直收缩

30. 细胞膜内外正常的 Na^+ 和 K^+ 浓度差的形成和维持是由于（　　　）

    A. 膜在安静时对 K^+ 通透性大   B. 膜在兴奋时对 Na^+ 通透性增加

    C. Na^+、K^+ 易化扩散的结果   D. 膜上钠-钾泵的作用

二、多项选择题

1. 属于条件反射的有（　　　）

    A. 食物入口引起唾液分泌   B. 沙粒入眼引起流泪

    C. 望梅止渴   D. 叩击髌腱引起小腿伸直

    E. 谈起美食引起唾液分泌

2. 负反馈调节特点为（　　　）

    A. 可维持机体的稳态   B. 使生理活动不断增加

    C. 是可逆过程   D. 是不可逆过程

    E. 在体内较多见

3. 刺激引起反应必须具备的条件是（　　　）

    A. 可兴奋组织   B. 一定的强度

    C. 一定的时间   D. 强度-时间变化率

    E. 兴奋性

4. 神经纤维兴奋传导的特征有（　　　）

    A. 双向传导   B. 完整性

    C. 绝缘性   D. 相对不疲劳性

    E. 可总和

5. 局部反应的特征是（　　　）

    A. "全或无"的变化   B. 只发生电紧张性扩布

    C. 无不应期   D. 可总和

    E. 可发生不衰减性传导

三、填空题

1. 生理学的动物实验方法可分为_____和_____。

2. 反馈信息的效果是抑制控制部位的活动，称为_____，若反馈信息的效果是加强控制部位的活动，则称为_____。

3. 把肌细胞的_____与肌细胞的_____衔接起来的中介过程，称为兴奋-收缩耦联。

4. 张力不变而长度减小的收缩形式，称为_____；长度不变而张力增加的收缩形式，称为_____。

5. 生理学研究的水平有_____、_____、_____。

6. 生物电现象有_____、_____类型。

7. 细胞发生动作电位时，膜电位的变化过程有_____、_____、_____。

8. 参与肌细胞收缩的蛋白质有_____、_____、_____、_____。

四、判断题

1. 局部反应就是细胞膜上出现的较局限的动作电位。（　　　）
2. 单一神经纤维动作电位的幅度，在一定范围内随刺激强度的增大而增大。（　　　）
3. 在取消了器官的神经调节和体液调节后，该器官将丧失调节能力。（　　　）
4. 破坏中枢神经系统，将使反应消失。（　　　）
5. 整体的生理功能等于局部生理功能在量上的相加，所以局部生理功能的研究是必要的。（　　　）

五、名词解释题

1. 兴奋性
2. 稳态
3. 反射
4. 正反馈
5. 超极化

六、简答题

1. 简述神经调节与体液调节的概念及特点。
答：

2. 细胞膜转运物质有几种形式？各有什么特点？
答：

3. 简述兴奋性与兴奋的区别与联系。

答:

七、论述题

1. 论述静息电位、动作电位的概念及其产生的细胞分子机制。

答:

2. 论述骨骼肌兴奋-收缩耦联的过程。

答:

生理学课堂作业二

（第三章 血液）

一、单项选择题

1. 血细胞比容是指血细胞（　　）
   A. 在血液中所占的质量分数
   B. 在血液中所占的体积分数
   C. 与血浆容积的百分比
   D. 与白细胞容积的百分比

2. 下列哪种缓冲对决定着血浆的 pH（　　）
   A. $KHCO_3/H_2CO_3$
   B. Na_2HPO_4/NaH_2PO_4
   C. $NaHCO_3/H_2CO_3$
   D. 血红蛋白钾盐/血红蛋白

3. 构成血浆渗透压的主要成分是（　　）
   A. 白蛋白
   B. 球蛋白
   C. 晶体物质
   D. 血红蛋白

4. 影响毛细血管内外水分移动的主要因素是（　　）
   A. 中心静脉压
   B. 细胞外晶体渗透压
   C. 血浆和组织间的胶体渗透压
   D. 脉压

5. 0.9% NaCl 溶液与血浆相同的是（　　）
   A. 胶体渗透压
   B. K^+浓度
   C. Na^+浓度
   D. 总渗透压

6. 红细胞沉降率加快的主要原因是（　　）
   A. 血浆球蛋白含量增多
   B. 血浆纤维蛋白原减少
   C. 血浆白蛋白含量增多
   D. 血细胞比容改变

7. 维生素 B_{12} 和叶酸缺乏引起的贫血是（　　）
   A. 再生障碍性贫血
   B. 缺铁性贫血
   C. 巨幼红细胞性贫血
   D. β-型地中海贫血

8. 慢性少量失血引起的贫血是（　　）
   A. 再生障碍性贫血
   B. 缺铁性贫血
   C. 巨幼红细胞性贫血
   D. β-型地中海贫血

9. 中性粒细胞的主要功能是（　　）
   A. 变形运动
   B. 吞噬作用
   C. 产生抗体
   D. 凝血作用

10. 皮肤和黏膜易出现紫癜主要是由于（　　）
   A. 血小板聚集功能障碍
   B. 血小板分泌减少
   C. 血小板数目低于正常值
   D. 血小板数目高于正常值

11. 生理性止血后期血凝块回缩是因为（　　）
   A. 纤维蛋白收缩
   B. 红细胞叠连
   C. 白细胞变形运动
   D. 血小板收缩蛋白收缩

12. 与血液凝固密切相关的成分是（　　）
   A. 白蛋白
   B. 球蛋白
   C. 纤维蛋白原
   D. 肾素

13. 肝硬化患者容易发生凝血障碍，主要是由于（　　）
   A. 某些凝血因子不足
   B. 血小板减少
   C. 血液中抗凝物质增加
   D. 凝血因子III不足

14. 关于血清的叙述错误的是（　　）
   A. 白蛋白与血浆含量相同
   B. 不含纤维蛋白原
   C. 能反映组织代谢情况
   D. 血液如发生凝固便得不到血清

15. 血液凝固的主要步骤是（　　）
   A. 凝血酶原形成→凝血酶形成→纤维蛋白形成
   B. 凝血酶原形成→凝血酶形成→纤维蛋白原形成
   C. 凝血酶原激活物形成→凝血酶形成→纤维蛋白形成
   D. 凝血酶原激活物形成→凝血酶形成→纤维蛋白原形成

16. 凝血过程中，内源性凝血与外源性凝血的区别在于（　　）
   A. 凝血酶原激活物形成的始动因子不同
   B. 凝血酶形成过程不同
   C. 纤维蛋白形成过程不同
   D. 因 Ca^{2+} 是否起作用而不同

17. 内源性凝血的始动因素是（　　）
   A. 凝血因子IV被激活
   B. 因子XII被激活
   C. 血小板破裂
   D. 凝血酶的形成

18. 下列物质缺少哪一项，血液将不能凝固（　　）
   A. 红细胞
   B. 白细胞
   C. 钙离子
   D. 白蛋白

19. 下列几种凝血因子，哪种为外源性凝血需要，而内源性凝血不需要（　　）
   A. 因子IV
   B. 因子VII
   C. 因子II
   D. 因子VIII

20. 抗凝血酶III的抗凝血作用主要是（　　）
   A. 抑制血小板的黏着和聚集
   B. 抑制凝血酶原激活物形成
   C. 阻止纤维蛋白原转变为纤维蛋白
   D. 使凝血酶失去活性

21. 肝素的主要功能是（　　）
   A. 抑制凝血酶原的活化

B. 抑制因子 X 的活化

C. 促进纤维蛋白吸附凝血酶

D. 增强抗凝血酶Ⅲ对 Ⅹa 和 Ⅱa 的灭活作用

22. 体重 50kg 的正常人，体液量和血量分别为（　　　）

    A. 30L 与 2.5L   B. 20L 与 2.5L

    C. 40L 与 4.0L   D. 30L 与 4.0L

23. 有生命危险的急性失血量是指失血量超过总血量的（　　　）

    A. 5%   B. 10%

    C. 15%   D. 30%

24. 通常所说的血型是指（　　　）

    A. 红细胞膜上受体的类型

    B. 红细胞膜上特异凝集原的类型

    C. 红细胞膜上特异凝集素的类型

    D. 血浆中特异凝集原的类型

25. 某人的血细胞与 B 型血的血清凝集，而其血清与 B 型血的血细胞不凝集，此人血型是（　　　）

    A. A 型   B. B 型

    C. O 型   D. AB 型

26. 某人失血后，先后输入 A 型血、B 型血各 150ml 均未发生凝集反应，该人血型为（　　　）

    A. A 型   B. B 型

    C. AB 型   D. O 型

27. 输血原则是（　　　）

    A. 输同型血，即交叉配血的主侧和次侧都不凝

    B. 紧急情况可大量输 O 型血给其他血型的受血者

    C. 只要交叉配血主侧不凝就可以输血

    D. 只要血型相同，可不做交叉配血

28. 输血时主要考虑供血者的（　　　）

    A. 红细胞不被受血者的红细胞所凝集

    B. 红细胞不被受血者的血浆所凝集

    C. 血浆不与受血者的血浆发生凝固

    D. 血浆不被受血者的红细胞凝集

29. 已知供血者血型为 A 型，交叉配血试验中主侧凝集，次侧不凝集，受血者的血型为（　　　）

    A. A 型   B. B 型

    C. AB 型   D. O 型

30. 急性感染时，明显增多的白细胞是（　　　）

    A. 淋巴细胞   B. 单核细胞

    C. 嗜碱性粒细胞   D. 中性粒细胞

二、多项选择题

1. 血液的基本功能有（　　　）
   A. 分泌　　　　　　　　　B. 运输　　　　　　　C. 调节
   D. 防御　　　　　　　　　E.排泄

2. 血浆蛋白的主要功能有（　　　）
   A. 运输作用　　　　　　　B. 供能　　　　　　　C. 缓冲作用
   D. 参与机体的免疫功能　　E. 参与凝血

3. 血浆胶体渗透压降低可引起的变化有（　　　）
   A. 血容量增多　　　　　　B. 有效滤过压增高　　C. 细胞内液减少
   D. 组织液容量增多　　　　E. 进入毛细血管的水分减少

4. 生理止血过程包括（　　　）
   A. 血小板黏着于受损伤血管
   B. 血小板聚集形成血小板止血栓
   C. 血小板释放 5-羟色胺使小血管收缩
   D. 血浆凝固，血块回缩
   E.纤溶系统激活

5. 延迟或防止血液在体外凝固的措施有（　　　）
   A. 将血液置于低温环境中　B. 避免与粗糙面接触　C. 加入肝素或柠檬酸钠
   D. 加入 5%葡萄糖溶液　　E. 置于 37℃温热水浴中

三、填空题

1. 血浆蛋白中构成血浆胶体渗透压的主要成分是_____，具有免疫功能的是_____。

2. 维持细胞内与细胞外水平衡的渗透压是_____，主要是由_____所形成。

3. 正常人的血浆渗透压约为 313mmol/L。静脉输入 0.9% NaCl 溶液，血浆渗透压_____，血细胞形态_____。

4. 红细胞中的主要成分是_____，它具有_____和_____两种功能。

5. 血红蛋白从细胞中释放出来的现象称为_____，此时，血红蛋白的携 O_2 能力就_____。

6. 正常成年男子 Hb 的含量是_____；女子的 Hb 含量是_____；血小板的含量为_____；白细胞的总数为_____；其中中性白细胞占_____%；淋巴细胞占_____%。

7. 胃腺壁细胞功能异常可使内因子缺乏，导致_____吸收障碍。

8. 人体血液内的抗凝物质主要有_____和_____。

四、判断题

1. 红细胞只运输 O_2，不运输 CO_2。（　　　）

2. 内源性凝血的速度快于外源性凝血。（　　）

3. 抽取血液置于未加抗凝剂试管中静置一段时间后，可发现试管下端为胶冻状物质，上端有清澈淡黄色的液体析出，这种液体为血浆。（　　）

4. 某人失血后输入 200ml 的 A 型血，没有发生凝集反应，该人血型一定是 A 型。（　　）

5. 供血者的红细胞悬液和受血者的血清相混合称主侧配血，如果主侧有凝集反应，则绝对不能输血。（　　）

五、名词解释题

1. 体液
2. 血细胞比容
3. 凝血因子
4. 血液凝固
5. 凝集原

六、简答题

1. 简述血浆胶体渗透压和晶体渗透压主要是由什么决定的，它们的生理意义是什么。

答：

2. 简述血清与血浆的区别。

答：

3. 什么是交叉配血？它与输血有何关系？

答：

七、论述题

1. 论述血液凝固、红细胞凝集与红细胞叠连有何不同。

答：

2. 论述内源性凝血系统和外源性凝血系统有什么区别。

答：

生理学课堂作业三

（第四章　血液循环）

一、单项选择题

1. 心室肌动作电位与神经纤维动作电位的主要区别是（　　　）
   A. 具有快速去极过程
   B. 有较大的振幅
   C. 有较长的持续时间
   D. 复极过程较短

2. 自律细胞区别于非自律细胞的主要特征是（　　　）
   A. 0 期去极速度慢
   B. 无平台期
   C. 4 期可自动去极
   D. 复极时程长

3. 快反应细胞与慢反应细胞的区别是（　　　）
   A. 0 期去极的快慢
   B. 1 期复极的快慢
   C. 2 期复极的快慢
   D. 3 期复极的快慢

4. 心肌快反应细胞动作电位 0 期是由于哪种离子流动引起的（　　　）
   A. Na^+外流
   B. Ca^{2+}内流
   C. K^+外流
   D. Cl^-内流

5. 心肌细胞 0 期去极速度主要决定了（　　　）
   A. 兴奋性的高低
   B. 自律性高低
   C. 传导速度快慢
   D. 收缩性的强弱

6. 临床上较易发生传导阻滞的部位是（　　　）
   A. 房室交界
   B. 房室束
   C. 左束支
   D. 右束支

7. 房室延搁的生理意义是（　　　）
   A. 增强心肌收缩力
   B. 使心房、心室不同时收缩
   C. 使心室肌不会产生强直收缩
   D. 使心室肌动作电位幅度增加

8. 兴奋在心室内传导组织传导速度快的意义是（　　　）
   A. 使心室肌不产生强直收缩
   B. 有利于心室肌几乎同步收缩
   C. 使心室肌有效不应期缩短
   D. 使心房、心室不发生同时收缩

9. 心室肌细胞一次兴奋过程中，其兴奋性的变化哪项是错误的（　　　）
   A. 有效不应期
   B. 对不应期相
   C. 超常期
   D. 低常期

10. 在以下何时给予心室一个额外刺激不引起反应（　　）
    A. 心房收缩　　　　　　　　　　B. 心室收缩
    C. 心室舒张　　　　　　　　　　D. 整个心室收缩和心室舒张

11. 心动周期（s）和心率（次/min）的关系可表示如下，心率等于（　　）
    A. 心动周期×60　　　　　　　　B. 60/心动周期
    C. 1/（心动周期×60）　　　　　D. 心动周期/60

12. 心动周期中，心室血液充盈主要是由于（　　）
    A. 心房收缩的初级泵作用　　　　B. 心室舒张的抽吸作用
    C. 血液的重力作用　　　　　　　D. 肌肉泵作用

13. 当心率超过 180 次/min，心输出量减少的原因是（　　）
    A. 心脏射血期明显缩短　　　　　B. 心肌收缩力明显减弱
    C. 心室充盈期明显缩短　　　　　D. 每搏输出量减少不明显

14. 第一心音标志着（　　）
    A. 心室收缩开始　　　　　　　　B. 心室舒张开始
    C. 心房收缩开始　　　　　　　　D. 心房舒张开始

15. 第二心音的产生主要由于（　　）
    A. 房室瓣开放　　　　　　　　　B. 动脉瓣开放
    C. 房室瓣关闭　　　　　　　　　D. 半月瓣关闭

16. 房室交界区传导减慢可致心电图（　　）
    A. P 波增宽　　　　　　　　　　B. QRS 波群增宽
    C. T 波增宽　　　　　　　　　　D. P—R 间期延长

17. 主动脉在维持舒张压中起重要作用，主要由于（　　）
    A. 口径大对血流摩擦阻力小　　　B. 管壁厚
    C. 管壁有可扩张性的弹性　　　　D. 血流速度快

18. 血液停止循环后，血液对血管壁的侧压称（　　）
    A. 收缩压　　　　　　　　　　　B. 舒张压
    C. 脉搏压　　　　　　　　　　　D. 循环系统平均充盈压

19. 外周阻力和心率不变而搏出量增大时，动脉血压的变化主要是（　　）
    A. 收缩压升高　　　　　　　　　B. 舒张压升高
    C. 收缩压和舒张压等量升高　　　D. 收缩压升高，舒张压降低

20. 下列哪种因素可致舒张压明显升高（　　）
    A. 心肌收缩力增强　　　　　　　B. 小动脉广泛收缩
    C. 心率减慢　　　　　　　　　　D. 循环血量增加

21. 健康人静脉收缩引起动脉血压升高的主要原因是（　　）
    A. 外周阻力增大　　　　　　　　B. 心肌收缩性增高
    C. 后负荷增加　　　　　　　　　D. 前负荷增加

22. 大动脉管壁硬化时引起（　　）
    A. 收缩压降低　　　　　　　　　B. 舒张压升高
    C. 脉搏压升高　　　　　　　　　D. 脉搏压降低

23. 微循环中具有营养功能的通路是（　　）
    A. 直捷通路　　　　　　　　　　B. 动-静脉短路
    C. 迂回通路　　　　　　　　　　D. 淋巴回路

24. 微循环最重要的生理意义是（　　）
    A. 物质交换　　　　　　　　　　B. 促进散热
    C. 维持循环血量的相对恒定　　　D. 保存热量

25. 生理情况下，对组织液生成的有效滤过压发生影响的主要因素是（　　）
    A. 毛细血管血压和组织液静水压
    B. 毛细血管血压和血浆胶体渗透压
    C. 血浆晶体渗透压和毛细血管血压
    D. 血浆胶体渗透压和组织液胶体渗透压

26. 关于组织液的生成，下列哪项是错误的（　　）
    A. 小动脉收缩时，组织液生成减少
    B. 血浆胶体渗透压降低时，组织液生成增多
    C. 静脉压升高时，组织液生成增多
    D. 毛细血管通透性加大时，组织液生成减少

27. 患者的动脉血压降低，中心静脉压增高表示（　　）
    A. 左心功能不全　　　　　　　　B. 全心功能不全
    C. 轻度静脉回流障碍　　　　　　D. 重度静脉回流障碍

28. 心血管活动的基本中枢在（　　）
    A. 脊髓　　　　　　　　　　　　B. 延髓
    C. 下丘脑　　　　　　　　　　　D. 大脑皮层

29. 静脉注射去甲肾上腺素（　　）
    A. 心率加快，血压升高　　　　　B. 心率加快，血压降低
    C. 心率减慢，血压升高　　　　　D. 心率减慢，血压降低

30. 下述物质中，哪一种升压作用最强（　　）
    A. 肾上腺素　　　　　　　　　　B. 血管紧张素 II
    C. 肾素　　　　　　　　　　　　D. 组织代谢产物

二、多项选择题

1. 心室肌的生理特性是（　　）
   A. 有兴奋性　　　　　　B. 有传导性　　　　　　C. 无传导性
   D. 有收缩性　　　　　　E. 无自律性

2. 可使心肌收缩能力增强的因素有（　　）
   A. 细胞质内 Ca^{2+} 浓度增加　　　B. 肌钙蛋白对 Ca^{2+} 亲和力增大
   C. 横桥 ATP 酶活性增高　　　　　　D. 心肌处于最适初长
   E. 心室后负荷降低

3. 评定心脏泵血功能的指标有（　　）
   A. 心输出量　　　　　　B. 心指数　　　　　　C. 射血分数

    D. 心脏做功量　　　　　　E. 心电图

4. 在动物实验中以下哪几项可使动脉血压升高（　　　）

    A. 阻断双侧颈动脉血流　　B. 刺激迷走神经外周端　　C. 刺激减压神经

    D. 注射肾上腺素　　　　　E. 注射去甲肾上腺素

5. 以下因素中哪些可使组织发生水肿（　　　）

    A. 静脉回流障碍　　　　　B. 心肌收缩无力　　　　　C. 毛细血管壁通透性增加

    D. 淋巴回流受阻　　　　　E. 血浆胶体渗透压升高

三、填空题

1. 从动脉瓣关闭至房室瓣开放的短暂时间，称为_____。

2. 安静和空腹状态下，每平方米体表面积的心输出量称_____。

3. 心室肌前负荷是指_____，后负荷是指_____。

4. 剧烈运动可使心舒末期容积从 140ml 增加到 160ml，此称_____储备。

5. 血流动力学中，血流阻力与_____和_____成正比，与_____的 4 次方成反比。

6. 平均动脉压等于_____。

7. 伴有高血压和外周阻力增高的动脉硬化患者，通常收缩压_____，舒张压_____。

8. 在动脉脉搏波的下降支之前的小切迹称为_____，它标志着心室_____的开始。

9. 中心静脉压的正常值约为_____，它是指_____的压力。

10. 微循环三条通路是_____、_____、_____。

11. 支配心脏的副交感神经是_____。

12. 引起冠脉血管舒张的最重要的心肌代谢产物是_____。

四、判断题

1. 心房舒缩一次所经历的时间比心室舒缩一次所经历的时间稍短。（　　　）

2. 心室内血液充盈主要靠心房收缩来完成。（　　　）

3. 心输出量等于每搏输出量乘以心率，所以心率越快，心输出量越大。（　　　）

4. 心电图可反映心脏机械收缩舒张过程。（　　　）

5. 动脉脉搏波沿动脉管壁传播，其传播速度与血流速度相同。（　　　）

五、名词解释题

1. 自律性

2. 窦性心律

3. 房室延搁

4. 代偿间歇

5. 微循环

六、简答题

1. 简述心室肌细胞动作电位形成的离子基础。

答：

2. 简述左心室的泵血过程及机制。

答：

3. 简述动脉血压是如何形成的，叙述影响动脉血压的因素。

答：

七、论述题

1. 实验中夹闭一侧颈总动脉后，血压有何变化。试述其原理。

答：

2. 论述组织液生成和回流的途径及动力。应用组织液循环的原理来分析水肿产生的因素有哪些。

答：

生理学课堂作业四

（第五章　呼吸）

一、单项选择题

1. 下列哪项不是呼吸道的功能（　　　）
   - A. 调节气道阻力
   - B. 气体交换
   - C. 加湿、加温空气
   - D. 清洁过滤空气

2. 当肺表面活性物质增加时，主要使下列哪项减少（　　　）
   - A. 气道阻力
   - B. 黏滞阻力
   - C. 惯性阻力
   - D. 肺泡表面张力

3. 肺通气的直接动力来自（　　　）
   - A. 肺的舒缩运动
   - B. 肺的弹性回缩
   - C. 肺内压与大气压之差
   - D. 肺内压与胸内压之差

4. 人工呼吸的原理是人为地造成（　　　）
   - A. 肺内压与胸内压的压力差
   - B. 肺内压与大气压的压力差
   - C. 呼吸运动
   - D. 胸内压与大气压的压力差

5. 关于平静呼吸的描述，下述哪项错误（　　　）
   - A. 吸气时肋间外肌收缩
   - B. 吸气时膈肌收缩
   - C. 呼气时呼气肌收缩
   - D. 呼气时膈肌和肋间外肌舒张

6. 用力呼吸与平静呼吸的不同点是（　　　）
   - A. 吸气是主动的
   - B. 呼气是主动的
   - C. 呼气是被动的
   - D. 吸气是被动的

7. 维持胸内负压的必要条件是（　　　）
   - A. 吸气肌收缩
   - B. 胸膜腔密闭
   - C. 呼气肌收缩
   - D. 肺内压低于大气压

8. 胸膜腔内压等于（　　　）
   - A. 大气压+肺内压
   - B. 大气压+肺回缩力
   - C. 大气压－非弹性阻力
   - D. 肺内压－肺回缩力

9. 肺通气所遇到的弹性阻力来自（　　　）
   - A. 胸廓
   - B. 气道
   - C. 肺的弹性纤维
   - D. 肺组织和胸廓

10. 平静呼气末胸内压（　　）
    A. 低于大气压
    B. 等于大气压
    C. 高于大气压
    D. 比吸气中期负压绝对值大

11. 吸气末肺内压（　　）
    A. 大于大气压
    B. 等于大气压
    C. 等于胸内压
    D. 小于大气压

12. 影响气道阻力最重要的因素是（　　）
    A. 呼吸道的长度
    B. 气流速度
    C. 气流形式
    D. 呼吸道口径

13. 肺总容量减去肺活量之差是（　　）
    A. 深吸气量
    B. 残气量
    C. 功能残气量
    D. 补呼气量

14. 每分通气量和肺泡通气量之差为（　　）
    A. 无效腔气量×呼吸频率
    B. 潮气量×呼吸频率
    C. 余气量×呼吸频率
    D. 功能余气量×呼吸频率

15. 呼吸频率从 12 次/min 增加到 24 次/min，潮气量从 500ml 减少到 250ml，则（　　）
    A. 肺通气量减少
    B. 肺泡通气量减少
    C. 肺泡通气量增加
    D. 肺通气量增加

16. 正常成人时间肺活量的数值是（　　）
    A. 第一秒末为肺活量的 83%
    B. 第一秒末为肺通气量的 83%
    C. 第一秒末为肺泡通气量的 83%
    D. 第一秒末为肺最大通气量的 83%

17. 肺活量等于（　　）
    A. 补吸气量+补呼气量
    B. 功能余气量–残气量
    C. 肺总容量–残气量
    D. 补吸气量+潮气量

18. 通气/血流值是指每分钟（　　）
    A. 肺通气量与血流量之比
    B. 肺通气量与心输出量之比
    C. 肺泡通气量与肺血流量之比
    D. 潮气量与每搏输出量之比

19. 某人肺通气量为 7.5L/min，呼吸频率为 20 次/min，无效腔容量为 125ml，每分心排出为 5L，他的通气/血流值为（　　）
    A. 0.8
    B. 0.7
    C. 1.0
    D. 0.9

20. 肺换气障碍时将不引起（　　）
    A. 动脉血 PO_2 降低
    B. 血氧容量降低
    C. 血氧含量降低
    D. 血氧饱和度降低

21. 在血液中 CO_2 运输的主要形式是（　　）
    A. 物理性溶解
    B. 形成氨基甲酸血红蛋白
    C. 碳酸氢盐
    D. 和水结合成碳酸

22. 血浆中的碳酸氢盐主要在红细胞内生成，其主要原因是（　　）
    A. 红细胞含丰富的 Hb
    B. 红细胞含丰富的碳酸酐酶

C. 血浆蛋白可抑制 CO_2 与水的反应　　D. CO_2 易于通过细胞膜

23. 当体表表浅毛细血管床血液中去氧 Hb 含量达到下列哪项时出现发绀（　　　）

  A. 1g/100ml   B. 3g/100ml

  C. 5g/100ml   D. 7g/100ml

24. 当氧解离曲线左移时，氧合血红蛋白解离氧（　　　）

  A. 增多   B. 减少

  C. 先增加后减少   D. 不变

25. 最基本的呼吸中枢的所在部位是（　　　）

  A. 脑桥   B. 大脑皮层

  C. 脊髓   D. 延髓

26. 外周化学感受器的主要作用是（　　　）

  A. 调节脑脊液的 [H^+]，维持中枢 pH 环境

  B. 在机体低氧时维持对呼吸的驱动

  C. 当中枢化学感受器受抑制时维持机体对 CO_2 的反应

  D. 当动脉血 PCO_2 突然增高时引起机体快速呼吸反应

27. 切断兔颈部的双侧迷走神经后，呼吸常出现（　　　）

  A. 变快、变深   B. 变快、变浅

  C. 变慢、变深   D. 变慢、变浅

28. 正常情况下维持呼吸中枢兴奋的有效刺激是（　　　）

  A. 肺牵张感受器的传入冲动   B. 呼吸肌本体感受器的传入冲动

  C. 一定程度的缺氧   D. 一定浓度的二氧化碳

29. 一定范围内血中 PCO_2 增高，使呼吸运动增强，主要是通过（　　　）

  A. 刺激颈动脉体和主动脉体化学感受器

  B. 刺激中枢化学感受器

  C. 直接兴奋延髓呼吸中枢

  D. 直接兴奋脑桥呼吸调整中枢

30. 缺氧对呼吸的刺激主要是通过（　　　）

  A. 刺激颈动脉和主动脉体化学感受器

  B. 直接刺激中枢的呼吸神经元

  C. 刺激中枢化学敏感区

  D. 刺激颈动脉窦和主动脉弓感受器

二、多项选择题

1. 平静呼吸时胸内压的变化为（　　　）

  A. 吸气时低于大气压   B. 呼气时高于大气压

  C. 吸气和呼气时均高于大气压   D. 吸气和呼气时均低于大气压

  E. 在呼吸过程中保持不变

2. 胸膜腔负压的生理意义是（　　　）

  A. 维持肺泡扩张状态   B. 减少气道阻力

C. 促进静脉血液和淋巴液的回流　　D. 保持肺的顺应性
E. 减少肺泡表面活性物质的分泌
3. 与弹性阻力有关的因素是（　　）
　　A. 肺回缩力　　　　　　　　　　B. 气道口径
　　C. 气道长度　　　　　　　　　　D. 气体密度
　　E. 胸廓回缩力
4. 肺表面活性物质的作用主要有（　　）
　　A. 减少吸气阻力　　　　B. 减少肺通气量
　　C. 降低肺顺应性　　　　D. 降低肺泡表面张力
　　E. 防止肺毛细血管内液体渗入肺泡
5. 二氧化碳在血液中运输的方式有（　　）
　　A. 可溶于血浆　　　　B. 形成碳酸氢盐
　　C. 和血红蛋白结合　　D. 和血浆蛋白质结合
　　E. 和红细胞中的碳酸酐酶结合

三、填空题

1. 外界空气经呼吸道出入肺的过程，称为_____，肺泡与血液之间的气体交换称为_____。
2. 人体呼吸的全过程包括三个相互联系的环节，即_____、_____、_____。
3. 使支气管平滑肌张力增加的神经是_____，该神经兴奋时释放的神经递质是_____，作用的受体是_____。
4. 肺通气的原动力来自_____。肺通气的阻力有_____和_____两种。
5. 通气/血流值减小时，意味着部分肺动脉血换气不足即进入肺静脉，增加了_____；而通气/血流值增加，意味着部分肺泡气不能与肺泡毛细血管血液充分换气，实际上等于增加了_____。
6. 肺牵张反射包括_____和_____两个反射。
7. 影响气体交换的因素有_____、_____、_____。
8. 氧解离曲线为_____形曲线，它表示 Hb 中 O_2 的饱和度与_____的关系。

四、判断题

1. 肺与外界环境之间的气体交换过程称为呼吸。（　　）
2. 关于胸内压，吸气时比呼气时低。（　　）
3. 呼吸的无效腔越大，则肺泡通气量越小。（　　）
4. 交感神经兴奋可使支气管平滑肌收缩，副交感神经兴奋可使支气管平滑肌舒张。（　　）
5. 迷走神经兴奋可使呼吸运动的非弹性阻力减少。（　　）

五、名词解释题

1. 呼吸

2. 胸式呼吸

3. 生理无效腔

4. 血氧饱和度

5. 功能分流

六、简答题

1. 简述肺通气的原理。

答：

2. 简述肺部影响气体交换的因素。

答：

3. 简述氧解离曲线的特点和生理意义。

答：

七、论述题

1. 为什么一定范围内慢的呼吸比浅而快的呼吸更有效？

答:

2. 论述给慢性通气障碍的患者输氧时应注意什么，为什么。

答:

生理学课堂作业五

（第六章　消化与吸收）

一、单项选择题

1. 下列关于消化道平滑肌生理特性的叙述，错误的是（　　　）
   - A. 兴奋性较高
   - B. 有自动节律性
   - C. 有一定紧张性
   - D. 能适应实际需要作较大伸展

2. 关于唾液的生理作用，下列哪项是错误的（　　　）
   - A. 可湿润与溶解食物，使食物易于吞咽，并引起味觉
   - B. 可清除口腔中的残余食物
   - C. 可冲淡、中和、清除进入口腔的有害物质
   - D. 可使蛋白质初步分解

3. 对脂肪、蛋白质消化作用最强的消化液是（　　　）
   - A. 胃液
   - B. 胆汁
   - C. 胰液
   - D. 小肠液

4. 以环形肌为主的节律性收缩和舒张的运动形式为（　　　）
   - A. 分节运动
   - B. 蠕动
   - C. 紧张性收缩
   - D. 容受性舒张

5. 胃的容受性舒张主要是通过下列哪一条途径实现的（　　　）
   - A. 交感神经
   - B. 迷走神经
   - C. 内在神经丛
   - D. 促胰液素

6. 胃排空的动力是（　　　）
   - A. 胃的运动
   - B. 胃内容物的体积
   - C. 十二指肠的酸性食糜刺激
   - D. 脂肪类食物

7. 三类主要食物在胃中排空的速度由快至慢的顺序排列是（　　　）
   - A. 糖类、蛋白质、脂肪
   - B. 蛋白质、脂肪、糖类
   - C. 脂肪、糖类、蛋白质
   - D. 糖类、脂肪、蛋白质

8. 胃蛋白酶原转变为胃蛋白酶的激活物是（　　　）
   - A. Cl^-
   - B. HCl
   - C. Na^+
   - D. K^+

9. 引起胃泌素释放的主要食物成分是（　　　）
   - A. 糖类
   - B. 脂肪类

        C. 维生素类   D. 蛋白质消化产物

10. 在胃内蛋白质的消化过程中所产生的主要产物是（　　　）

        A. 少量多肽   B. 胶原

        C. 脉和胨   D. 非蛋白质食物

11. 纯净的胃液是一种（　　　）

        A. 无色酸性液体，其 pH 为 2.5～3.5

        B. 淡绿色酸性液体，其 pH 为 0.9～1.5

        C. 无色碱性液体，其 pH 为 7.4～8.0

        D. 无色酸性液体，其 pH 为 0.9～1.5

12. 胃液的 pH 为（　　　）

        A. 7.8～8.4   B. 8.0～8.6

        C. 7.6   D. 0.9～1.5

13. 胃液的成分不包括（　　　）

        A. 盐酸   B. 黏液

        C. 内因子   D. 糜蛋白酶

14. 下列哪种物质不是消化道内分泌细胞分泌的（　　　）

        A. 生长抑素   B. 胰多肽

        C. 生长素   D. P 物质

15. 关于胃酸的生理作用，下列哪项是错误的（　　　）

        A. 能激活胃蛋白酶原，供给胃蛋白酶所需的酸性环境

        B. 可使食物中的蛋白质变性而易于分解

        C. 可杀死随食物进入胃内的细菌

        D. 可促进维生素 B_{12} 的吸收

16. 覆盖在胃黏膜表面的黏液层，可与黏膜上皮细胞分泌的下列哪种离子构成屏障，以阻挡胃腔内 H^+ 与胃壁接触（　　　）

        A. Na^+ B. HCO_3^-

        C. K^+ D. Ca^{2+}

17. 引起胃液分泌的内源性物质，下列哪一项是错误的（　　　）

        A. 乙酰胆碱   B. 促胃液素

        C. 组织胺   D. 脂肪

18. 胆汁的主要作用是（　　　）

        A. 激活胰蛋白酶   B. 促进脂肪消化、吸收

        C. 促进淀粉水解   D. 中和胃酸

19. 引起胆囊收缩的一个重要体液因素是（　　　）

        A. 胆盐   B. 促胃液素

        C. 促胰液素   D. 促胰酶素

20. 胰液缺乏时，下列哪种物质的消化和吸收不受影响（　　　）

        A. 蛋白质   B. 脂肪

        C. 维生素 D   D. 糖类

21. 迷走神经兴奋引起胰液分泌的特点是（　　　）
    A. 水分多、碳酸氢盐和酶的含量丰富
    B. 水分和碳酸氢盐的含量少，酶丰富
    C. 水分和碳酸氢盐含量多，酶含量少
    D. 水分少，碳酸氢盐和酶含量亦少

22. 下列哪项不是小肠的运动形式（　　　）
    A. 容受性舒张　　　　　　　　　B. 紧张性收缩
    C. 蠕动　　　　　　　　　　　　D. 分节运动

23. 大肠内的细菌利用肠内简单的物质可合成（　　　）
    A. 维生素 A　　　　　　　　　　B. 维生素 K
    C. 维生素 D　　　　　　　　　　D. 叶酸

24. 必须与胃内分泌的内因子结合成一个大分子复合物，方可被吸收的维生素是
（　　　）
    A. 维生素 B_1　　　　　　　　　B. 维生素 K
    C. 维生素 B_{12}　　　　　　　　D. 维生素 C

25. 胃中能被吸收的物质是（　　　）
    A. 蛋白质的消化产物　　　　　　B. 水和乙醇
    C. 无机盐　　　　　　　　　　　D. 维生素 C

26. 关于铁的吸收，错误的是（　　　）
    A. 铁以三价形式吸收　　　　　　B. 铁的吸收与机体需要有关
    C. 维生素 C 有利于铁的吸收　　　D. 食物中草酸可阻止铁吸收

27. 关于脂肪的消化和吸收，下列叙述哪项正确（　　　）
    A. 胆盐能使脂肪水解
    B. 胆汁中含有脂肪酶，因而能分解脂肪
    C. 小肠内的脂肪小滴就是乳糜微粒
    D. 脂肪分解产物长链脂肪酸被吸收入肠上皮细胞后，重新合成中性脂肪，然后
       形成乳糜微粒转运至乳糜管

28. 糖类、蛋白质和脂肪的消化产物大部分被吸收的部位是（　　　）
    A. 十二指肠　　　　　　　　　　B. 十二指肠、空肠和回肠
    C. 空肠和回肠　　　　　　　　　D. 十二指肠和空肠

29. 维生素 C 促进吸收的无机离子是（　　　）
    A. Ca^{2+}　　　　　　　　　　　B. Fe^{2+}
    C. Na^+　　　　　　　　　　　　D. K^+

30. 排便反射的初级中枢位于（　　　）
    A. 脊髓胸段　　　　　　　　　　B. 脊髓腰骶段
    C. 延髓　　　　　　　　　　　　D. 脑桥及中脑

二、多项选择题
    1. 消化道的功能有（　　　）

A. 消化作用　　　　　　　　　　B. 分泌作用
C. 吸收作用　　　　　　　　　　D. 排泄作用
E. 防御作用

2. 消化道对食物的消化方式为（　　）
A. 通过消化道肌肉收缩运动完成的机械消化
B. 通过消化道细菌完成的发酵作用
C. 通过消化腺分泌消化液完成的化学消化
D. 不需耗能的被动性消化
E. 通过消化道细菌的腐败作用

3. 胃黏膜屏障的作用指（　　）
A. 中和胃酸，保护胃黏膜　　　　B. 防止胃蛋白酶对胃黏膜的消化作用
C. 润滑食物，防止机械损伤胃黏膜　D. 防止 Na^+ 由黏膜侵入胃腔
E. 防止 H^+ 由胃腔侵入黏膜

4. 参与糖类食物消化的消化液有（　　）
A. 唾液　　　　　　B. 胃液　　　　　　C. 胰液
D. 胆汁　　　　　　E. 小肠液

5. 小肠分节运动的作用是（　　）
A. 使食糜与消化液充分混合　　　　B. 增加食糜与肠黏膜的接触机会
C. 促进肠壁内血液和淋巴液的回流　D. 促进食糜向前推进
E. 促进小肠分泌消化液

三、填空题

1. 支配消化器官的副交感神经主要是_____神经。其兴奋可使胃肠运动_____，胆囊_____，括约肌_____，消化腺分泌_____。
2. 胃运动形式有_____、_____和_____。
3. 胃腺的壁细胞分泌_____和_____；主细胞分泌_____。
4. 胃液中的胃蛋白酶是以_____形式分泌的；胃蛋白酶分解蛋白质的主要产物是_____。
5. 胆汁是在_____内生成，在_____内储存和浓缩。
6. 胰液缺乏时，主要影响_____和_____的消化。
7. 胰液中 HCO_3^- 的作用是_____，使肠黏膜免受_____的侵蚀，同时也为小肠内的消化酶提供了_____。

四、判断题

1. 胃黏膜屏障由黏液与碳酸氢盐构成。（　　）
2. 胃液中内因子缺乏时，可使维生素 B_{12} 吸收不良，造成小细胞性贫血。（　　）
3. 呕吐能把胃内有害物质排出，具有保护性意义。所以频繁呕吐也不会对机体电解质平衡有不利影响。（　　）

4. 食物中各种营养成分都要通过消化酶的消化分解才能被吸收利用。（　　）
5. 胃肠激素除调节消化道运动及分泌外，还具有促进其他内分泌腺分泌激素的作用。（　　）

五、名词解释题
1. 胆盐的肠肝循环消化
2. 胃肠激素
3. 机械消化
4. 容受性舒张
5. 胃排空

六、简答题
1. 简述胃液的主要成分有哪些，以及其各有何生理作用。
答：

2. 为什么说小肠是消化和吸收的主要部位？
答：

3. 简述交感神经和副交感神经兴奋时对消化系统有什么影响。

答：

七、论述题

1. 论述脂肪的消化过程及其吸收机制。

答：

2. 在生理情况下，胃液为什么不对胃黏膜进行自身消化？

答：

生理学课堂作业六

（第七章　能量代谢与体温）

一、单项选择题

1. 生理学所说的体温是指（　　　）
   - A. 机体深部温度
   - B. 机体平均深部温度
   - C. 机体深部温度与表层温度的平均值
   - D. 机体表层温度

2. 正常人的腋窝温、口腔温和直肠温按温度由高至低排列顺序为（　　　）
   - A. 口腔温，腋窝温，直肠温
   - B. 腋窝温，口腔温，直肠温
   - C. 口腔温，直肠温，腋窝温
   - D. 直肠温，口腔温，腋窝温

3. 关于体温正常值的叙述，下列哪项是正确的（　　　）
   - A. 口腔温度比直肠温度低 0.3℃
   - B. 腋窝温度比口腔温度高 0.4℃
   - C. 肝脏温度比消化腺温度约低 1℃
   - D. 食管温度与口腔温度接近

4. 关于体温生理变异的叙述，下列哪项是正确的（　　　）
   - A. 昼夜变动可超过 1℃
   - B. 男子体温高于同龄女子
   - C. 女子排卵后体温可上升 1℃左右
   - D. 强烈运动体温可上升

5. 关于体温变动的叙述，下列哪项是正确的（　　　）
   - A. 体温随年龄的增加而增加
   - B. 情绪激动时体温可上升
   - C. 午后 1～6 时体温最低
   - D. 女子体温低于同龄男子

6. 实验研究中，常以下列哪项的温度作为深部温度的指标（　　　）
   - A. 口腔
   - B. 食管
   - C. 小肠
   - D. 肝脏

7. 安静时主要的产热组织或器官是（　　　）
   - A. 肝脏
   - B. 脑
   - C. 皮肤
   - D. 骨骼肌

8. 能量代谢最稳定的环境温度是（　　　）
   - A. 0～10℃
   - B. 10～20℃
   - C. 20～30℃
   - D. 30～35℃

9. 对能量代谢率影响最为显著的是（　　　）
   - A. 寒冷
   - B. 精神活动
   - C. 肌肉活动
   - D. 进食

10. 能促进机体产热的最重要的激素是（　　）
    A. 肾上腺素　　　　　　　　　　B. 肾上腺皮质激素
    C. 甲状腺激素　　　　　　　　　　D. 生长素

11. 女子的基础体温随月经周期而变动，这可能与下列哪种激素有关（　　）
    A. 雌激素　　　　　　　　　　　B. 孕激素
    C. 甲状腺激素　　　　　　　　　　D. 肾上腺激素

12. 女性月经期中，体温最低的时间是（　　）
    A. 行经期　　　　　　　　　　　B. 排卵前
    C. 排卵后　　　　　　　　　　　D. 排卵日

13. 患下列哪种疾病时，基础代谢率升高最为明显（　　）
    A. 糖尿病　　　　　　　　　　　B. 红细胞增多症
    C. 侏儒症　　　　　　　　　　　D. 甲状腺机能亢进症

14. 特殊动力效应最大的物质是（　　）
    A. 糖类　　　　　　　　　　　　B. 脂肪
    C. 蛋白质　　　　　　　　　　　D. 维生素

15. 正常成年男子的基础代谢率约为（　　）
    A. 70kJ/（$m^2 \cdot h$）　　　　　　B. 170kJ/（$m^2 \cdot h$）
    C. 270kJ/（$m^2 \cdot h$）　　　　　　D. 370kJ/（$m^2 \cdot h$）

16. 关于基础代谢率的叙述，下列哪项是正确的（　　）
    A. 女性比男性高　　　　　　　　B. 幼儿比成年人低
    C. 中年人比老年人低　　　　　　D. 正常人基础代谢率相当稳定

17. 当人体发热时，体温每升高1℃，基础代谢率将升高（　　）
    A. 13%　　　　　　　　　　　　B. 18%
    C. 20%　　　　　　　　　　　　D. 23%

18. 在常温下，皮肤的物理散热速度主要决定于（　　）
    A. 皮肤温度　　　　　　　　　　B. 环境温度
    C. 皮肤和环境的温差　　　　　　D. 风速

19. 给高热患者使用乙醇擦浴是（　　）
    A. 增加辐射散热　　　　　　　　B. 增加传导散热
    C. 增加蒸发散热　　　　　　　　D. 增加对流散热

20. 给高热患者使用冰帽或冰袋的作用是（　　）
    A. 增加辐射散热　　　　　　　　B. 增加传导散热
    C. 增加蒸发散热　　　　　　　　D. 增加对流散热

21. 机体处于炎热环境中时（　　）
    A. 完全靠增强散热来维持体热平衡　　B. 机体表层发挥隔热器作用
    C. 交感神经紧张度增强　　　　　　D. 机体代谢率明显降低

22. 机体的主要散热部位是（　　）
    A. 呼吸道　　　　　　　　　　　B. 肝脏
    C. 消化道　　　　　　　　　　　D. 皮肤

23. 关于发汗的叙述，下列哪项是正确的（   ）
    A. 安静状态下，环境温度达 30℃左右开始发汗
    B. 空气温度越小，机体越容易发热
    C. 精神紧张而引起的发汗称温热性发汗
    D. 正常情况下，脊髓的发汗中枢起主要作用
24. 当环境温度大于体温时，机体的散热方式是（   ）
    A. 辐射   B. 传导
    C. 对流   D. 蒸发
25. 汗液成分的特点是（   ）
    A. NaCl 浓度与血浆中相同   B. 乳酸浓度低于血浆
    C. 蛋白质浓度为零   D. 渗透压与血浆相等
26. 直接支配小汗腺活动的神经纤维是（   ）
    A. 肾上腺素能纤维   B. 胆碱能纤维
    C. 副交感神经节后纤维   D. 交感神经节前纤维
27. 中枢温度敏感神经元较多的部位是（   ）
    A. 视前区-下丘脑前部   B. 下丘脑后部
    C. 大脑皮层运动区   D. 脑干网状结构
28. 在体温调节中起调定点作用的可能是（   ）
    A. PO/AH 中的冷敏神经元   B. PO/AH 中的热敏神经元
    C. PO/AH 中的温度敏感神经元   D. 下丘脑后部的温度敏感神经元
29. 体温调定点位于（   ）
    A. 脊髓   B. 中脑
    C. 延髓   D. 视前区-下丘脑前部
30. 精神性发汗见于（   ）
    A. 额部   B. 足跖
    C. 腹股沟   D. 腋窝

二、多项选择题

1. 影响能量代谢的因素是（   ）
    A. 肌肉活动   B. 环境温度   C. 精神紧张
    D. 进食   E. 食物的种类
2. 基础状态是指（   ）
    A. 清晨静卧   B. 禁食 12h   C. 安静
    D. 环境温度等于皮肤温度 E. 清晨睡眠
3. 关于能量代谢率的叙述，下列哪些是正确的（   ）
    A. 体重相同的人，其基础代谢率相同
    B. 在基础状态下，身体高大与身体瘦小的人，其单位体表面积的产热量基本相同
    C. 在基础状态下，身材瘦小的人每千克体重产热量显著地高于身材高大的人
    D. 相同体重的人，其肌肉与脂肪比值不同，基础代谢率也不同

E. 基础代谢率与体表面积之间具有比例关系

4. 能增加机体散热的措施是（　　　）

  A. 给患者作乙醇浴   B. 皮肤涂油脂类物质

  C. 增加室内温度   D. 增加皮肤血流量

  E. 降低交感神经紧张度

5. 生理性体温调节包括（　　　）

  A. 改变皮肤血流量   B. 发汗   C. 寒战

  D. 蜷曲身体   E. 甲状腺素分泌增多

三、填空题

1. 为了保证生命活动的正常进行，体温必须_____。

2. 进食后一段时间内产生一种"额外"的热量，这种现象称为_____，三种主要营养物质中以_____此现象最显著。

3. 排卵后期体温_____，可能主要与血中_____浓度变化有关，因为此激素可_____调定点。

4. 安静状态时，主要产热器官是_____，运动或体力劳动时，主要产热器官是_____。

5. 基础状态下的能量代谢率称为_____，其正常值在±_____%以内均属正常。

6. 基础代谢率超过正常值的±_____%为病理变化，甲状腺机能_____时基础代谢率将比正常标准低 20%～40%。

7. 给高热患者用乙醇擦浴是为了增加_____散热，给高热患者用冰囊和冰帽的作用是增加_____散热。

8. 机体通过对流将热传给周围的_____而散发大部分热量，对流是_____散热的一种特殊形式。

9. 支配汗腺活动的神经为_____，其节后纤维末梢释放的递质是_____。

10. 视前区-下丘脑前部温度敏感神经元的活动所决定的体温恒定水平，称为_____，正常时其为_____左右。

四、名词解释题

1. 体温

2. 基础代谢

3. 食物的特殊动力效应

4. 基础代谢率

5. 体温调节中枢

五、判断题

1. 基础代谢率是人体在正常情况下的最低代谢率。（　　　）

2. 小汗腺受交感神经支配，其节后纤维为胆碱能纤维，末梢释放的递质是乙酰胆碱。（　　　）

3. 女子体温在排卵前升高，在排卵后降低，故女子体温随月经周期而变化。（   ）

4. 正常人体的基础代谢率处于经常的波动之中，这是因为人体的产热和散热过程在不断发生变化。（   ）

5. 人体在安静状态下，室温 20℃时的主要散热方式有辐射。（   ）

六、简答题

1. 什么是基础代谢率？测定基础代谢率需要控制哪些因素？

答：

2. 何谓体温？常用的测定方法有几种？正常值是多少？

答：

3. 简述人体的散热器官和散热方式。

答：

七、论述题

1. 根据散热原理，如何给高热患者降温？

答：

2. 论述维持体温相对稳定的机制。

答：

生理学课堂作业七

（第八章　尿液生成与排出）

一、单项选择题

1. 有关肾的内分泌功能，下列哪项是错误的（　　　）
   A. 分泌前列腺素　　　　　　　　　B. 分泌肾素
   C. 分泌肾上腺素　　　　　　　　　D. 分泌促红细胞生成素

2. 肾血流的特点是（　　　）
   A. 血流量小　　　　　　　　　　　B. 血流分布均匀
   C. 肾小管管周毛细血管内血压高　　D. 肾小球毛细血管内血压高

3. 在一定血压范围内肾血流量保持相对稳定主要靠（　　　）
   A. 神经调节　　　　　　　　　　　B. 体液调节
   C. 自身调节　　　　　　　　　　　D. 多种调节

4. 使肾血流量减少的主要因素是（　　　）
   A. 强烈运动　　　　　　　　　　　B. 疼痛
   C. 交感神经兴奋　　　　　　　　　D. 静卧

5. 具有分泌肾素功能的结构是（　　　）
   A. 致密斑　　　　　　　　　　　　B. 系膜细胞
   C. 间质细胞　　　　　　　　　　　D. 颗粒细胞（球旁细胞）

6. 致密斑的主要功能是（　　　）
   A. 直接释放肾素颗粒　　　　　　　B. 引起入球小动脉收缩
   C. 直接感受入球小动脉收缩　　　　D. 感受流经远曲小管的 NaCl 浓度变化

7. 肾素-血管紧张素系统激活时（　　　）
   A. 醛固酮分泌减少　　　　　　　　B. 抗利尿激素分泌减少
   C. 肾上腺素分泌减少　　　　　　　D. 肾脏的钠盐排出量减少

8. 支配肾脏的神经对尿生成的作用主要影响（　　　）
   A. 肾小管对氨基酸的重吸收　　　　B. 肾小管对酸的排泄
   C. 肾小管对葡萄糖的重吸收　　　　D. 肾脏的血压和血流

9. 下列哪种情况下尿量不见增加（　　　）
   A. 尿崩症　　　　　　　　　　　　B. 糖尿病
   C. 肾动脉血压升高　　　　　　　　D. 交感神经兴奋

10. 肾小球滤过率是指（　　　）

    A. 每分钟每侧肾脏生成的原尿量   B. 每分钟每侧肾脏生成的终尿量

    C. 每分钟两侧肾脏生成的原尿量   D. 每分钟两侧肾脏生成的终尿量

11. 滤过分数是指（　　　）

    A. 肾小球滤过率/肾血浆流量   B. 肾血浆流量/肾血流量

    C. 肾血流量/肾血浆流量   D. 肾小球滤过率/肾血流量

12. 生成原尿的有效滤过压等于（　　　）

    A. 肾小球毛细血管血压－血浆胶体渗透压＋囊内压

    B. 肾小球毛细血管血压－（血浆胶体渗透压＋囊内压）

    C. 肾小球毛细血管血压＋血浆胶体渗透压－囊内压

    D. 肾小球毛细血管血压－（血浆胶体渗透压－囊内压）

13. 下列哪个因素与尿生成有密切关系（　　　）

    A. 血-脑屏障   B. 血-脑脊液屏障

    C. 肾小球滤过膜的电学屏障与机械屏障 D. 胃黏膜屏障

14. 输尿管结石引起少尿的主要原因是（　　　）

    A. 肾小管毛细血管血压明显下降   B. 血浆胶体渗透压升高

    C. 囊内压升高   D. 肾小球滤过面积减小

15. 肾小管中重吸收能力最强的部位是（　　　）

    A. 近曲小管   B. 远曲小管

    C. 髓袢   D. 集合管

16. 关于葡萄糖的重吸收，下列叙述哪项正确（　　　）

    A. 葡萄糖浓度在原尿中比在血浆中高

    B. 葡萄糖重吸收仅限于近球小管

    C. 葡萄糖吸收极限量女性大于男性

    D. 葡萄糖吸收属于继发性被动转运

17. 水的重吸收在下述哪个部位接受 ADH 调节（　　　）

    A. 近球细胞   B. 髓袢降支

    C. 髓袢升支   D. 远曲小管和集合管

18. 肾糖阈的正常值为（　　　）

    A. 8～9mmol/L   B. 9～10mmol/L

    C. 10～11mmol/L   D. 11～12mmol/L

19. 正常终尿均占原尿量的（　　　）

    A. 1%   B. 5%

    C. 10%   D. 20%

20. 原尿中葡萄糖的含量（　　　）

    A. 高于血浆   B. 低于血浆

    C. 与血浆相同   D. 与肾小管液相同

21. 肾小管分泌的 H^+ 需要哪种酶的催化作用（　　　）

    A. 脱羧酶   B. 羟化酶

    C. 过氧化物酶   D. 碳酸酐酶

22. 正常情况下，机体排出浓缩尿是由于（　　）
    A. 肾小球滤过率降低　　　　　　　　B. 近球小管重吸收增加
    C. 远曲小管和集合管对水的通透性增加　D. 肾小管对水主动重吸收增加

23. 肾外髓部高渗梯度形成的机制是（　　）
    A. 髓袢升支粗段主动重吸收 NaCl　　B. 髓袢降支细段对 Na^+ 不通透
    C. 髓袢升支细段的 NaCl 被动扩散　　D. 远曲小管和集合管的 K^+-Na^+ 交换

24. 关于抗利尿激素，下述哪项是错误的（　　）
    A. 由神经垂体释放
    B. 使远曲小管和集合管上皮细胞对水的通透性加大
    C. 血浆胶体渗透压升高时，刺激渗透压感受器增加分泌
    D. 大静脉和心房扩张时，抗利尿激素分泌增加

25. 醛固酮对远曲小管和集合管的作用是（　　）
    A. 促进 Na^+ 的重吸收和对 K^+ 的排泄　B. 促进 K^+ 重吸收和对 Na^+ 的排泄
    C. 促进 Na^+ 重吸收，抑制 K^+ 排泄　　D. 促进 K^+ 重吸收，抑制 Na^+ 排泄

26. 下列哪种情况可使抗利尿激素释放减少（　　）
    A. 动脉血压降低　　　　　　　　　B. 大量出汗
    C. 疼痛　　　　　　　　　　　　　D. 寒冷刺激

27. 损毁视上核将会出现（　　）
    A. 尿量增加，尿高度稀释　　　　　B. 尿量增加，尿浓缩
    C. 尿量减少，尿浓缩　　　　　　　D. 尿量减少，尿高度稀释

28. 主动重吸收氯离子的部位是（　　）
    A. 近端小管　　　　　　　　　　　B. 髓袢升支细段
    C. 髓袢升支粗段　　　　　　　　　D. 集合管

29. 少尿是指 24h 的尿量不足（　　）
    A. 1000ml　　　　　　　　　　　　B. 400ml
    C. 100ml　　　　　　　　　　　　D. 1500ml

30. 肾小管中重吸收能力最强的部位是（　　）
    A. 近曲小管　　　　　　　　　　　B. 远曲小管
    C. 髓袢　　　　　　　　　　　　　D. 集合管

二、多项选择题

1. 肾功能降低可引起（　　）
    A. 血浆中尿素浓度升高　　　　　　B. 肌酐、尿酸等物质在体内潴留
    C. 血钾降低　　　　　　　　　　　D. 水肿
    E. 碱中毒

2. 肾脏血液供应特点有（　　）
    A. 血流量大　　　　　　　　　　　B. 肾髓质的血流量占90%以上
    C. 正常情况易受全身动脉血压影响　D. 肾小球毛细血管血压高
    E. 肾小管周围毛细血管血压低

3. 尿生成的基本过程包括（　　）
    A. 肾小球的滤过　　　　　　　　　B. 肾小管与集合管的重吸收
    C. 肾小管和集合管分泌与排泄　　　D. 集合管的浓缩和稀释
    E. 经输尿管输送到膀胱储存

4. 终尿内出现葡萄糖的原因是（　　）
    A. 肾小球滤过的葡萄糖增加　　　　B. 远曲小管与集合管重吸收葡萄糖减少
    C. 近曲小管重吸收葡萄糖减少　　　D. 远曲小管分泌葡萄糖增加
    E. 血糖＞8.88～9.99mmol/L

5. 肾小管参与机体酸碱调节的活动过程包括（　　）
    A. 分泌 H^+ 和 H^+-Na^+ 交换　　　B. 分泌 NH_3 和生成铵盐
    C. 分泌 K^+ 和 K^+-Na^+ 交换　　　D. 排出 HCO_3^-
    E. 以上都是

三、填空题

1. 机体的排泄途径有_____、_____、_____和_____。
2. 肾脏的结构和功能的单位是_____，它由_____和_____两部分组成。
3. 交感神经兴奋时对肾血管具有_____作用，从而使肾血流量_____，肾小球滤过率_____。
4. 肾小球滤过的主要动力是_____。
5. 糖尿病患者的多尿属于_____利尿。
6. 大量出汗时，血浆晶体渗透压_____抗利尿激素分泌_____，尿量_____。
7. 交感神经兴奋时，膀胱逼尿肌_____，尿道内括约肌_____。
8. 碱中毒时，远端肾小管分泌_____增加，_____交换减弱，尿液呈_____性。

四、判断题

1. 无尿的指标是一昼夜的尿量小于 500ml。（　　）
2. 当尿中出现葡萄糖时，尿中糖的浓度为肾糖阈。（　　）
3. 远曲小管和集合管的 H^+-Na^+ 交换和 Na^+-K^+ 交换有相互抑制作用。（　　）
4. 血管升压素是由神经垂体合成、储存和释放的。（　　）
5. 快速经静脉输入大量生理盐水尿量增加的原因主要是血浆晶体渗透压降低。（　　）

五、名词解释题

1. 排泄
2. 球-管平衡
3. 肾糖阈
4. 渗透性利尿
5. 肾小管和集合管的重吸收

六、简答题

1. 简述肾脏的功能。

答：

2. 简述影响肾小球滤过作用的因素。

答：

3. 简述大量饮清水后尿量增加的机制。

答：

七、论述题

1. 论述静脉注射 50%葡萄糖溶液 20ml 后，尿量有何变化，其机制如何。

答：

2. 论述近曲小管、髓袢升支粗段和远曲小管对 Na^+ 的重吸收方式有何特点。

答：

生理学课堂作业八

（第九章　内分泌）

一、单项选择题

1. "神经激素"是指（　　　）
   - A. 作用于神经细胞的激素
   - B. 神经细胞分泌的激素
   - C. 具有激素功能的神经递质
   - D. 神经系统内存在的激素

2. 血中激素浓度极低，但生理作用却非常明显，这是因为（　　　）
   - A. 激素的半衰期非常长
   - B. 激素的特异性很高
   - C. 激素分泌的持续时间非常长
   - D. 细胞内存在高效能的生物放大系统

3. 下列哪项不属于内分泌腺（　　　）
   - A. 胰岛
   - B. 垂体
   - C. 性腺
   - D. 汗腺

4. 下列哪项为含氮激素（　　　）
   - A. 盐皮质激素
   - B. 糖皮质激素
   - C. 甲状腺激素
   - D. 雄激素

5. 下丘脑与腺垂体的功能联系是（　　　）
   - A. 视上核-垂体束
   - B. 室旁核-垂体束
   - C. 垂体门脉系统
   - D. 交感神经

6. 下列哪种激素来自下丘脑（　　　）
   - A. TSH
   - B. LH
   - C. FSH
   - D. GnRH

7. 下列哪项不是促激素（　　　）
   - A. 促甲状腺激素
   - B. 促肾上腺皮质激素
   - C. 卵泡刺激素
   - D. 促性腺激素释放激素

8. 卵泡刺激素的主要生理作用是（　　　）
   - A. 刺激黄体生长
   - B. 促进黄体分泌
   - C. 刺激乳腺发育
   - D. 刺激精子生成

9. 一昼夜内血液生长素水平最高是在（　　　）
   - A. 清晨初起时
   - B. 中午
   - C. 傍晚
   - D. 深睡后

10. 呆小症与侏儒症的最大区别是（　　　）
    A. 身材更矮　　　　　　　　　　B. 智力低下
    C. 内脏增大　　　　　　　　　　D. 肌肉发育不良

11. 正情况下甲状腺激素的储存量可供用（　　　）
    A. 2～3h　　　　　　　　　　　B. 2～3 天
    C. 2～3 周　　　　　　　　　　D. 2～3 个月

12. 影响神经系统发育的最重要的激素是（　　　）
    A. 胰岛素　　　　　　　　　　　B. 甲状腺激素
    C. 生长素　　　　　　　　　　　D. 糖皮质激素

13. 食物中缺碘不会产生（　　　）
    A. 甲状腺摄碘能力增加　　　　　B. 甲状腺肿大
    C. 基础代谢率降低　　　　　　　D. 血浆中 TSH 浓度下降

14. 主要使血钙升高的激素是（　　　）
    A. 甲状腺激素　　　　　　　　　B. 糖皮质激素
    C. 胰高血糖素　　　　　　　　　D. 甲状旁腺激素

15. 调节胰岛素分泌最重要的因素是（　　　）
    A. 肾上腺素　　　　　　　　　　B. 自主神经
    C. 血中游离脂肪酸　　　　　　　D. 血糖浓度

16. 糖皮质激素本身无血管收缩作用，但能加强去甲肾上腺素的缩血管作用，称
（　　　）
    A. 直接作用　　　　　　　　　　B. 拮抗作用
    C. 允许作用　　　　　　　　　　D. 协同作用

17. 月经周期中雌激素出现第二个高峰的直接原因是（　　　）
    A. 雌激素的负反馈作用　　　　　B. 孕激素的正反馈作用
    C. 催乳素的作用　　　　　　　　D. 黄体生成素的作用

18. 关于糖皮质激素分泌的调节，下述错误的是（　　　）
    A. 长期服用皮质醇可使 ACTH 分泌增多
    B. ACTH 是糖皮质激素的促激素
    C. 应激反应中，糖皮质激素分泌增多
    D. 糖皮质激素在午夜时分泌量最低

19. 不能促进蛋白质合成的激素是（　　　）
    A. 生长素　　　　　　　　　　　B. 甲状腺激素
    C. 糖皮质激素　　　　　　　　　D. 胰岛素

20. 长期应用糖皮质激素治疗停药时应注意（　　　）
    A. 检查患者血细胞　　　　　　　B. 了解胃黏膜有无损伤
    C. 补充蛋白质　　　　　　　　　D. 应逐次减量停药

21. 应激状态时不出现（　　　）
    A. 交感神经系统抑制　　　　　　B. 糖皮质激素的大量分泌
    C. 胰岛素分泌增加　　　　　　　D. 肾上腺素分泌增加

22. 给狗以药理剂量的醛固酮，血压、体重与血浆钾水平将发生哪种反应（　　）

    A. 血压升高，体重减轻，血浆钾升高

    B. 血压升高，体重增加，血浆钾降低

    C. 血压升高，体重减轻，血浆钾降低

    D. 血压降低，体重增加，血浆钾降低

23. 肾上腺髓质激素的分泌主要受下列哪项的调节（　　）

    A. 交感神经节前纤维　　　　　　　B. 副交感神经节后纤维

    C. 血糖浓度　　　　　　　　　　　D. ACTH

24. 垂体萎缩的患者，不会出现下列哪种情况（　　）

    A. 甲状腺萎缩　　　　　　　　　　B. 肾上腺皮质萎缩

    C. 月经周期停止　　　　　　　　　D. 向心性肥胖

25. 肾上腺髓质激素的作用不包括（　　）

    A. 使心率加快　　　　　　　　　　B. 使内脏平滑肌收缩

    C. 使糖原分解　　　　　　　　　　D. 提高神经系统的兴奋性

26. 成熟的卵泡能分泌大量的（　　）

    A. 卵泡刺激素　　　　　　　　　　B. 黄体生成素

    C. 雌激素　　　　　　　　　　　　D. 孕激素

27. 对于排卵的发生最为关键性的因素是（　　）

    A. FSH 高峰　　　　　　　　　　　B. 孕激素高峰

    C. 雌激素第二个高峰　　　　　　　D. LH 高峰

28. 孕激素的作用是（　　）

    A. 使阴道上皮增生、角化　　　　　B. 使子宫活动增强

    C. 促进乳腺导管增生、发育　　　　D. 排卵后使基础体温升高

29. 月经的发生是由于（　　）

    A. 雌激素急剧下降　　　　　　　　B. 孕激素急剧下降

    C. 雌、孕激素均急剧下降　　　　　D. 前列腺素 F2a 下降

30. 雌激素的作用是（　　）

    A. 促进输卵管发育，减弱其运动　　B. 增加皮下脂肪沉着和皮脂腺分泌

    C. 促进肌肉蛋白合成　　　　　　　D. 增加阴道 pH，增强阴道抗菌力

二、多项选择题

1. 腺垂体分泌的激素有（　　）

    A. 血管升压素　　　　　　　　　　B. 促卵泡激素

    C. 催乳素　　　　　　　　　　　　D. 催产素

    E. 生长素释放激素

2. 调节血钙浓度的激素有（　　）

    A. 甲状腺激素　　　　　　　　　　B. 甲状旁腺激素

    C. 肾上腺素　　　　　　　　　　　D. 维生素 D_3

    E. 降钙素

3. 引起血糖升高的激素有（　　　）
　　A. 糖皮质激素　　　　　　　　　B. 胰岛素
　　C. 肾上腺素　　　　　　　　　　D. 盐皮质激素
　　E. 生长素

4. 下列哪些激素可来自肾上腺（　　　）
　　A. 肾上腺素　　　　　　　　　　B. 醛固酮
　　C. 双氢异雄酮　　　　　　　　　D. 糖皮质激素
　　E. 雌激素

5. 胎盘分泌的激素有（　　　）
　　A. 胎盘生长素　　　　　　　　　B. 雌激素
　　C. 孕激素　　　　　　　　　　　D. 胎盘促甲状腺激素
　　E. 绒毛膜促性腺激素

三、填空题

1. 含氮类激素作用机制是_____学说，类固醇激素作用机制是_____学说。
2. 腺垂体分泌的促激素有三个靶腺，它们是_____、_____和_____。
3. 成年期_____激素分泌过多将引起肢端肥大症。
4. 主要调节体内钙磷代谢的三种激素为_____、_____和_____。
5. 降钙素是由_____分泌的；甲状旁腺素是由_____分泌的。
6. 机体在应激反应时，主要有_____、_____、_____激素分泌明显增加。
7. 肾上腺皮质球状带细胞分泌_____；束状带细胞分泌_____网状带细胞主要分泌_____。
8. 妊娠时，维持黄体功能的主要激素是_____。
9. 分泌雄激素的细胞有_____和_____。

四、判断题

1. 切断下丘脑-垂体束，将引起脑垂体的外周靶腺萎缩。（　　　）
2. 食物中长期缺碘，可导致甲状腺肿大，因而甲状腺激素分泌增多。（　　　）
3. 血液中糖皮质激素浓度升高，可抑制垂体产生 ACTH。（　　　）
4. 女性在排卵后体温升高是由于黄体生成素水平增高造成的。（　　　）
5. 月经期，血中雌激素、孕激素水平升高。（　　　）

五、名词解释题

1. 激素
2. 内分泌系统
3. 靶细胞
4. 促激素
5. 应激反应

六、简答题

1. 简述激素的分类。

答：

2. 简述下丘脑-腺垂体-肾上腺皮质功能调节的相互关系。

答：

3. 简述激素在体内的作用特点。

答：

七、论述题

1. 论述机体长期缺碘，为什么会发生甲状腺肿大。

答：

2. 论述月经周期中卵巢和子宫内膜的周期性变化及形成原理。

答：

生理学课堂作业九

（第十章 神经系统）

一、单项选择题

1. 整体内起主导作用的调节系统是（ ）
   A. 内分泌系统
   B. 血液循环系统
   C. 神经系统
   D. 泌尿生殖系统

2. 谈论梅子引起唾液分泌是（ ）
   A. 支配唾液腺交感神经兴奋所致
   B. 非条件反射
   C. 第一信号系统的活动
   D. 第二信号系统的活动

3. 神经末梢兴奋与其神经递质释放之间的耦联因子是（ ）
   A. Na^+
   B. K^+
   C. Ca^{2+}
   D. Mg^{2+}

4. 关于外周神经递质的叙述，下列哪项是错误的（ ）
   A. 植物性神经节前纤维释放的递质为乙酰胆碱
   B. 副交感神经节后纤维释放的递质为乙酰胆碱
   C. 交感神经节后纤维释放的递质为去甲肾上腺素
   D. 躯体运动神经末梢释放的递质为乙酰胆碱

5. 神经细胞兴奋阈值最低，最易产生动作电位的部位是（ ）
   A. 胞体
   B. 树突
   C. 轴丘
   D. 轴突末梢

6. 中枢神经系统内，化学传递的特征不包括（ ）
   A. 单向传递
   B. 中枢延搁
   C. 兴奋节律不变
   D. 易受药物等因素的影响

7. 兴奋性与抑制性突触后电位的相同点是（ ）
   A. 突触后膜局部去极化
   B. 递质使后膜对离子通透性改变所致
   C. 后膜对 Na^+ 通透性增加
   D. 为"全或无"式电位变化

8. 关于兴奋性突触传递机制的叙述，下列哪项是错误的（ ）
   A. 由神经末梢的突触前膜兴奋引起
   B. 突触前膜兴奋导致细胞外 Ca^{2+} 内流
   C. 突触前膜产生 Ca^{2+} 依赖性递质释放

  D. 兴奋性突触后电位总和在轴突始段形成内向电流并产生动作电位

9. 突触传递的兴奋效应表现为（　　　）

  A. 突触前膜去极化　　　　　　　　B. 突触后膜去极化

  C. 突触前膜超极化　　　　　　　　D. 突触后膜超极化

10. EPSP 的产生是由于突触后膜提高了对下列哪种离子的通透性（　　　）

  A. Na^+、K^+、Cl^-，尤其是 Na^+　　　　B. Ca^{2+}和 K^+

  C. Na^+、K^+、Cl^-，尤其是 K^+　　　　D. Na^+、K^+、Cl^-，尤其是 Cl^-

11. 抑制性突触后电位导致突触后神经元活动减弱的原因在于（　　　）

  A. 突触前神经元活动减弱　　　　　B. 兴奋性突触释放递质量减少

  C. 后膜电位超极化　　　　　　　　D. 轴丘始段去极化

12. 乙酰胆碱在突触间隙中失活的途径是（　　　）

  A. 突触前膜重摄取　　　　　　　　B. 由血液带至肝脏破坏

  C. 被胆碱酯酶分解　　　　　　　　D. 小部分被重摄取，大部分由肝脏破坏

13. 属于胆碱能受体的是（　　　）

  A. M、N 和 α　　　　　　　　　　B. M、N 和 β

  C. M、N_1 和 N_2　　　　　　　　　D. M、α 和 β

14. M 受体（　　　）

  A. 位于神经-骨骼肌接头的肌膜上　　B. 位于自主神经节细胞膜上

  C. 可被酚妥拉明阻断　　　　　　　D. 位于自主神经支配的效应器上

15. N_1 受体存在于下述组织结构（　　　）

  A. 支气管平滑肌　　　　　　　　　B. 内脏平滑肌

  C. 自主神经节的突触后膜　　　　　D. 神经-骨骼肌接头

16. 关于儿茶酚胺与 α 受体结合后产生的效应，下列哪项叙述是错误的（　　　）

  A. 血管收缩　　　　　　　　　　　B. 妊娠子宫收缩

  C. 扩瞳肌收缩　　　　　　　　　　D. 小肠平滑肌收缩

17. 乙酰胆碱与 M 受体结合不出现（　　　）

  A. 骨骼肌收缩　　　　　　　　　　B. 支气管平滑肌收缩

  C. 消化腺分泌加速　　　　　　　　D. 骨骼肌血管舒张

18. 副交感神经节纤维的递质是（　　　）

  A. 乙酰胆碱　　　　　　　　　　　B. 去甲肾上腺素

  C. 5-羟色胺　　　　　　　　　　　D. 多巴胺

19. 反射中枢是指中枢神经系统内存在的（　　　）

  A. 具有整合作用的神经元群

  B. 局部神经元回路

  C. 具有调节某一特定生理功能的神经元群

  D. 具有调节某一特定生理功能的神经通路

20. 下列哪一生理活动的中枢不在延髓（　　　）

  A. 消化道运动　　　　　　　　　　B. 呼吸运动

  C. 水平衡调节　　　　　　　　　　D. 血管运动

21. 出现突触前抑制的关键在于 （　　　）
    A. 突触前膜的去极化　　　　　　　B. 突触后膜的去极化
    C. 突触前膜的超极化　　　　　　　D. 突触后膜的超极化
22. 含有副交感纤维的脑神经是 （　　　）
    A. Ⅲ、Ⅴ、Ⅸ和Ⅹ对　　　　　　　B. Ⅲ、Ⅴ、Ⅹ和Ⅺ对
    C. Ⅲ、Ⅶ、Ⅸ和Ⅹ对　　　　　　　D. Ⅴ、Ⅶ、Ⅹ和Ⅺ对
23. 去甲肾上腺素存在于 （　　　）
    A. 自主神经节前纤维　　　　　　　B. 神经-骨骼肌接头
    C. 副交感神经节后纤维末梢　　　　D. 大部分交感神经节后纤维末梢
24. 传入侧支性抑制也称为 （　　　）
    A. 突触前抑制　　　　　　　　　　B. 交互抑制
    C. 回返性抑制　　　　　　　　　　D. 去极化抑制
25. 交互抑制的产生是由于 （　　　）
    A. 去极化抑制　　　　　　　　　　B. 兴奋性递质释放减少
    C. 兴奋性递质破坏过多　　　　　　D. 抑制性中间神经元兴奋
26. 突触前抑制产生的结构基础是 （　　　）
    A. 轴突-树突型突触　　　　　　　 B. 轴突-胞体型突触
    C. 轴突-轴突型突触　　　　　　　 D. 胞体-树突型突触
27. 突触前抑制的产生是由于 （　　　）
    A. 突触前轴突末梢去极化　　　　　B. 突触前轴突末梢超极化
    C. 突触前轴突末梢释放抑制性递质　D. 突触前轴突末梢处于有效不应期
28. 不属于交感神经效应的是 （　　　）
    A. 汗腺分泌　　　　　　　　　　　B. 支气管平滑肌舒张
    C. 瞳孔缩小　　　　　　　　　　　D. 逼尿肌舒张
29. 副交感神经起源于中枢的部位是 （　　　）
    A. 脊髓胸段　　　　　　　　　　　B. 脊髓颈段
    C. 脊髓腰段　　　　　　　　　　　D. 脑干和脊髓骶段
30. 交感神经系统起源于 （　　　）
    A. 颈段脊髓　　　　　　　　　　　B. 胸腰段脊髓
    C. 骶段脊髓　　　　　　　　　　　D. 中脑

二、多项选择题

1. 神经纤维传导的特征是 （　　　）
    A. 生理完整性　　　　B. 绝缘性　　　　C. 相对不疲劳性
    D. 双向传导　　　　　E. 单向传导
2. 下列哪些属于突触传递的特点 （　　　）
    A. 单向传递　　　　　B. 对内环境变化敏感　　　C. 突触延搁
    D. 易疲劳性　　　　　E. 后发放

3. 神经元之间的环路式联系是哪些功能的结构基础（　　　）

  A. 正反馈   B. 负反馈   C. 后发放

  D. 交互抑制   E. 回返抑制

4. 自主神经系统对内脏活动调节的特点有（　　　）

  A. 具有紧张性作用

  B. 均有双重神经支配

  C. 一般情况下，双重神经拮抗作用是对立统一的

  D. 调节作用与效应器官的功能状态有关

  E. 交感神经系统的活动一般比较广泛，常以整个系统参与反应

5. 交感神经系统活动的生理意义是（　　　）

  A. 使机体保持平静时的生命活动   B. 动员机体的储备能量

  C. 使机体适应环境的急骤变化   D. 减少消耗和保持机体潜力

  E. 加强排泄和生殖活动

三、填空题

1. 根据中间神经元对后继神经元效应的不同，可把中间神经元分为＿＿＿＿和＿＿＿＿。

2. 神经元胞体产生动作电位的部位始于＿＿＿＿。

3. 根据突触的活动对突触后神经元的影响，将其分为＿＿＿＿突触和＿＿＿＿突触。

4. 典型突触由＿＿＿＿、＿＿＿＿和＿＿＿＿三部分组成。IPSP 称为＿＿＿＿，是一种＿＿＿＿电紧张电位。

5. 外周递质主要有＿＿＿＿、＿＿＿＿和＿＿＿＿三大类。

6. 中枢抑制分为＿＿＿＿和＿＿＿＿两大类型。

7. 神经-骨骼肌接头传递兴奋的递质是＿＿＿＿，它可与终板膜上＿＿＿＿受体相结合。

8. 使乙酰胆碱失活的酶是＿＿＿＿。

9. 在应急时，交感神经系统兴奋加强，同时＿＿＿＿分泌增多，此称＿＿＿＿系统。

四、判断题

1. 同一递质在不同部位可以产生不同效应，这取决于不同的受体。（　　　）

2. 突触前抑制可使突触后膜出现 IPSP。（　　　）

3. 神经-骨骼肌接头与突触不同的一点是其接头后膜在运动神经末梢每兴奋一次都能产生一次动作电位。（　　　）

4. 支配肾上腺髓质的交感神经纤维属于胆碱能纤维。（　　　）

5. 交感神经系统有利于机体适应环境的急骤变化，副交感神经系统有利于对机体的能量储备。（　　　）

五、名词解释题

1. 神经递质

2. 受体

3. 反射中枢

4. 中枢延搁

5. 交互抑制

六、简答题

1. 简述非条件反射和条件反射有什么不同，各有何意义。

答：

2. 简述兴奋性突触传递过程。

答：

3. 简述胆碱受体的种类及分布。

答：

七、论述题

1. 论述突触前抑制与突触后抑制的主要区别。

答：

2. 根据神经-骨骼肌接头兴奋传递的过程，阐述有机磷农药中毒的机制。

答：

第四部分　综合测试试卷

综合测试试卷一（前四章1）

一、单项选择题（每小题4个备选答案中只有一个最佳答案，每小题1分，共30小题，共计30分）

1. 维持内环境稳态的重要调节方式是（　　　）
   A. 神经调节　　　　　　　　B. 体液调节
   C. 自身调节　　　　　　　　D. 负反馈调节

2. 可兴奋细胞兴奋时的共同特征为（　　　）
   A. 反射活动　　　　　　　　B. 动作电位
   C. 神经传导　　　　　　　　D. 机械收缩

3. 关于体液调节，下述哪项是错误的（　　　）
   A. 体液调节不受神经系统的控制
   B. 通过化学物质来实现
   C. 激素所作用的细胞称为激素的靶细胞
   D. 体液调节不一定都是全身性的

4. O_2和CO_2通过细胞膜属于（　　　）
   A. 主动转运　　　　　　　　B. 单纯扩散
   C. 易化扩散　　　　　　　　D. 胞吞作用

5. 细胞膜内外正常的Na^+和K^+浓度差的形成和维持是由于（　　　）
   A. 膜在安静时对K^+通透性大　　B. 膜在兴奋时对Na^+通透性增大
   C. K^+易化扩散的结果　　　　　D. 膜上Na^+-K^+泵的作用

6. 神经纤维末梢释放递质的过程属于（　　　）
   A. 易化扩散　　　　　　　　B. 主动转运
   C. 单纯扩散　　　　　　　　D. 胞吐作用

7. 关于易化扩散的叙述，错误的是（　　　）
   A. 以载体为中介的易化扩散，如葡萄糖通过一般细胞膜进入细胞内的过程
   B. 以通道为中介的易化扩散，如K^+、Na^+由膜的高浓度一侧向低浓度一侧的扩散
   C. 作为载体的膜蛋白与被转运物质之间有高度的结构特异性
   D. 通道蛋白对被转运的物质没有特异性

8. 产生生物电的跨膜离子移动属于（　　　）
   A. 继发性主动转运　　　　　B. 通道介导的易化扩散
   C. 载体介导的易化扩散　　　D. 胞吞与胞吐

9. 判断组织兴奋性高低常用的简便指标是（　　　）
    A. 阈电位
    B. 阈强度
    C. 刺激的时间
    D. 刺激的频率

10. 膜电位由-70mV 转变为-90mV 称为（　　　）
    A. 极化
    B. 去极化
    C. 超极化
    D. 复极化

11. 骨骼肌收缩的原理是（　　　）
    A. 细肌丝向粗肌丝内滑行
    B. 粗肌丝本身缩短
    C. 细肌丝本身缩短
    D. 细肌丝的卷曲

12. 在骨骼肌收缩过程中，能与细肌丝结合的是（　　　）
    A. Mg^{2+}
    B. Na^+
    C. Ca^{2+}
    D. K^+

13. 关于有髓神经纤维跳跃传导的叙述，错误的是（　　　）
    A. 相邻郎飞结间形成局部电流进行传导
    B. 传导速度比无髓纤维快得多
    C. 离子跨膜移动总数多，耗能多
    D. 不衰减扩布

14. 血液凝固的本质是（　　　）
    A. 纤维蛋白溶解
    B. 纤维蛋白的激活
    C. 血小板聚集与红细胞叠连
    D. 纤维蛋白原变为纤维蛋白

15. 体重 50kg 的正常人，体液量和血量分别为（　　　）
    A. 30L 和 4.0L
    B. 40L 和 2.5L
    C. 20L 和 2.5L
    D. 10L 和 4.0L

16. 某人失血后先后输入 A 型血、B 型血各 150ml 均发生凝集反应，该人血型为（　　　）
    A. B 型
    B. O 型
    C. AB 型
    D. A 型

17. 形成血浆渗透压的主要物质是（　　　）
    A. 电解质和氯化钾
    B. 葡萄糖和碳酸氢钾
    C. 白蛋白和氯化钠
    D. 球蛋白和钙离子

18. 输血时主要考虑供血者（　　　）
    A. 红细胞不被受血者红细胞所凝集
    B. 红细胞不被受血者血浆所凝集
    C. 红细胞不发生叠连
    D. 血浆不使受血者血浆发生凝固

19. 肝素抗凝血的主要作用机制是（　　　）
    A. 抑制 X 因子激活
    B. 增强抗凝血酶III的活性
    C. 促进纤维蛋白溶解
    D. 去除 Ca^{2+}

20. 与人体血浆渗透压相等的溶液是（　　　）
    A. 5%葡萄糖溶液
    B. 10%葡萄糖溶液
    C. 0.9%氯化钾溶液
    D. 0.9%氯化钠溶液

21. 第一心音标志着（   ）
    A. 心房收缩开始　　　　　　　　B. 心房舒张开始
    C. 心室收缩开始　　　　　　　　D. 心室舒张开始

22. 心肌4期自动去极速最快的部位是（   ）
    A. 房室交界　　　　　　　　　　B. 房室束及束支
    C. 浦肯野纤维　　　　　　　　　D. 窦房结

23. 心肌不会产生强直收缩的原因是（   ）
    A. 心肌肌质网不发达，Ca^{2+}储存少
    B. 心肌有自律性，会产生自动节律收缩
    C. 心肌呈"全或无"收缩
    D. 心肌的有效不应期特别长

24. 血液停止循环后，血液对血管壁的侧压称（   ）
    A. 收缩压　　　　　　　　　　　B. 舒张压
    C. 脉搏压　　　　　　　　　　　D. 循环系统平均充盈压

25. 心动周期中房室瓣开放、动脉瓣关闭的时期是（   ）
    A. 等容收缩期　　　　　　　　　B. 射血期
    C. 等容舒张期　　　　　　　　　D. 充盈期

26. 心肌自律细胞的自律性高低主要取决于动作电位的（   ）
    A. 0期去极化速度快慢　　　　　B. 1期复极化速度快慢
    C. 舒张期自动去极化速度快慢　　D. 快离子通道和慢离子通道的比例

27. 心室肌纤维与浦肯野纤维电位变化的主要区别是（   ）
    A. 动作电位波形　　　　　　　　B. 产生动作电位的基础
    C. 静息电位的形成机制　　　　　D. 4期自动去极化的有无

28. 房室延搁的生理意义（   ）
    A. 使心室肌不会产生完全强直收缩　　B. 增强心室肌收缩力
    C. 延长心室肌舒张期　　　　　　D. 使心房、心室不会同步收缩

29. 正常心电图中，代表心室肌复极过程的是（   ）
    A. P波　　　　　　　　　　　　B. QRS波群
    C. T波　　　　　　　　　　　　D. S—T段

30. 大动脉管壁硬化时引起（   ）
    A. 收缩压降低　　　　　　　　　B. 舒张压升高
    C. 脉搏压增大　　　　　　　　　D. 脉搏压减小

二、填空题（31～35每空1分，共10空，共计10分）

31. 膜电位减小称为_____。

32. 刺激引起兴奋的条件有_____、_____、_____。

33. 钠泵通过耗能将_____离子由细胞内向细胞外转运，将_____离子由细胞外向细胞内转运。

34. 工作细胞的生理特性_____、_____、_____。

35. 心室肌细胞动作电位 2 期形成是由于_____。

三、名词解释题（36～40 每小题 4 分，共 5 小题，共计 20 分）

36. 兴奋性

37. 阈值

38. 血清

39. 内环境稳态

40. 心动周期

四、简答题（41～45 每小题 6 分，共 5 小题，共计 30 分）

41. 简述静息电位的定义和产生的机制。

答：

42. 什么是兴奋-收缩耦联？简述骨骼肌兴奋-收缩耦联的过程。

答：

43. 简述血液凝固的过程。

答：

44. 细胞膜物质的转运有哪几种形式？

答：

45. 何谓心输出量？其影响因素有哪些？是如何影响的？

答：

五、论述题（46 题 10 分）

46. 动物实验中，夹闭家兔一侧颈总动脉，血压有何改变？阐述其机制和生理意义。

答：

综合测试试卷二（前四章2）

一、**单项选择题**（每小题 4 个备选答案中只有一个最佳答案，每小题 1 分，共 30 小题，共计 30 分）

1. 内环境最重要的特征是（　　）
   - A. 理化性质保持相对稳定
   - B. 各参数绝对静止
   - C. 各参数大幅波动
   - D. 与外环境同步变化

2. 体液调节的特点为（　　）
   - A. 迅速
   - B. 精确
   - C. 持久
   - D. 短暂

3. 维持红细胞正常形态和调节细胞内外水平衡的因素是（　　）
   - A. 血浆晶体渗透压
   - B. 血浆胶体渗透压
   - C. 组织液静水压
   - D. 组织液胶体渗透压

4. 生成红细胞的重要原料是（　　）
   - A. 叶酸
   - B. 蛋白质和铁
   - C. 维生素 B_{12}
   - D. 促红细胞生成素

5. 下列哪种缓冲对决定着血浆的 pH（　　）
   - A. $KHCO_3/H_2CO_3$
   - B. Na_2HPO_4/NaH_2PO_4
   - C. $NaHCO_3/H_2CO_3$
   - D. 血红蛋白钾盐/血红蛋白

6. 血细胞比容是指血细胞（　　）
   - A. 在血液中所占的质量分数
   - B. 在血液中所占的体积分数
   - C. 与血浆容积的百分比
   - D. 与白细胞容积的百分比

7. 皮肤和黏膜易出现紫癜主要是由于（　　）
   - A. 血小板聚集功能障碍
   - B. 血小板分泌减少
   - C. 血小板数目低于正常值
   - D. 血小板数目高于正常值

8. 中性粒细胞的主要功能是（　　）
   - A. 变形运动
   - B. 吞噬作用
   - C. 产生抗体
   - D. 凝血作用

9. 正常血液中主要的抗凝物质是（　　）
   - A. 草酸钾
   - B. 柠檬酸钠
   - C. 钙离子
   - D. 抗凝血酶Ⅲ和肝素

10. 血液凝固的主要步骤是（　　　）

 A. 凝血酶原形成→凝血酶形成→纤维蛋白形成

 B. 凝血酶原形成→凝血酶形成→纤维蛋白原形成

 C. 凝血酶原激活物形成→凝血酶形成→纤维蛋白形成

 D. 凝血酶原激活物形成→凝血酶形成→纤维蛋白原形成

11. 巨幼红细胞性贫血是由于（　　　）

 A. 缺少铁   B. 缺少促红细胞生成素

 C. 缺少铁和蛋白质   D. 缺少维生素 B_{12} 和叶酸

12. 某人的血细胞与 B 型血的血清凝集，而其血清与 B 型血的血细胞不凝集，此人血型是（　　　）

 A. A 型   B. B 型

 C. O 型   D. AB 型

13. 使组织液生成增多的因素是（　　　）

 A. 毛细血管血压降低   B. 有效滤过压增高

 C. 组织液静水压升高   D. 组织液胶体渗透压升高

14. 心动周期中，心室血液充盈主要由于（　　　）

 A. 心房收缩的初级泵作用   B. 心室舒张的抽吸作用

 C. 血液的重力作用   D. 肌肉泵作用

15. 心血管活动的基本中枢在（　　　）

 A. 脊髓   B. 延髓

 C. 下丘脑   D. 大脑皮层

16. 心脏射血时，大动脉内所呈现的最高压力称（　　　）

 A. 收缩压   B. 舒张压

 C. 脉搏压   D. 平均动脉压

17. 阻力血管主要指（　　　）

 A. 大动脉   B. 小动脉和微动脉

 C. 小静脉   D. 毛细血管

18. 心肌前负荷主要取决于（　　　）

 A. 心室舒张末期血液充盈量   B. 心室收缩末期心室容积

 C. 等容收缩期的室内压   D. 等容收缩期的心室容积

19. 降压反射的生理意义是（　　　）

 A. 降低动脉血压   B. 升高动脉血压

 C. 减弱心脏活动   D. 维持动脉血压稳定

20. 交感神经兴奋对心脏的效应是（　　　）

 A. 心率加快   B. 心率减慢

 C. 心肌收缩力减弱   D. 兴奋传导速度减慢

21. 快速射血期（　　　）

 A. 房内压>室内压<动脉压   B. 房内压<室内压<动脉压

 C. 房内压>室内压>动脉压   D. 房内压<室内压>动脉压

22. 第一心音标志着（　　）
  A. 心室收缩开始
  B. 心室舒张开始
  C. 心房收缩开始
  D. 心房舒张开始

23. 在一个心动周期中，动脉血压的最高值称为（　　）
  A. 平均动脉血压
  B. 舒张压
  C. 脉压
  D. 收缩压

24. 心动周期中，心室血液充盈主要是由于（　　）
  A. 血液的重力作用
  B. 心房收缩的挤压作用
  C. 心室舒张的抽吸
  D. 胸膜腔内负压

25. 在影响心排血量的因素中，大动脉血压属于（　　）
  A. 神经因素
  B. 体液因素
  C. 前负荷
  D. 后负荷

26. 主动脉在维持舒张压中起重要作用，主要是由于主动脉（　　）
  A. 口径大
  B. 管壁厚
  C. 管壁有可扩张性和弹性
  D. 血流速度快

27. 健康人静脉收缩引起动脉血压升高的主要原因是（　　）
  A. 外周阻力增大
  B. 心肌收缩性增高
  C. 后负荷增加
  D. 前负荷增加

28. 第二心音的产生主要由于（　　）
  A. 房室瓣开放
  B. 动脉瓣开放
  C. 房室瓣关闭
  D. 半月瓣关闭

29. 当心率超过 180 次/min，心输出量减少的原因是（　　）
  A. 心脏射血期明显缩短
  B. 心肌收缩力明显减弱
  C. 心室充盈期明显缩短
  D. 每搏输出量减少不明显

30. 心动周期（s）和心率（次/min）的关系可表示如下，心率等于（　　）
  A. 心动周期×60
  B. 60/心动周期
  C. 1/（心动周期×60）
  D. 心动周期/60

二、**填空题**（31～35 每空 1 分，共 10 空，共计 10 分）

31. 中医对人体的研究属于生理学的_____水平的研究。

32. 正常 60kg 成年人的血量约为_____，体液量约为_____。

33. 微循环是指_____和_____之间的血液循环，迂回通路的作用是_____。

34. 若心脏射血能力增强，使中心静脉压_____，并使静脉回流血量_____。

35. 降压反射是一种_____反馈调节机制，它的生理意义在于_____。

三、**名词解释题**（36～40 每小题 4 分，共 5 小题，共计 20 分）

36. 负反馈

37. 交叉配血

38. 血流动力学

39. 血型
40. 心率

四、简答题（41~45 每小题 6 分，共 5 小题，共计 30 分）

41. 简述兴奋性与兴奋的区别与联系。

答：

42. 简述神经调节与体液调节的概念及特点。

答：

43. 简述血清与血浆的区别。

答：

44. 简述去甲肾上腺素对心脏和血管的作用与机制，以及其在临床上的用途。

答：

45. 简述组织液生成和回流的途径及动力。应用组织液循环的原理来分析水肿产生的因素有哪些。

答：

五、论述题（46 题 10 分）

46. 论述动脉血压形成及影响动脉血压的因素。

答：

综合测试试卷三（后六章）

一、单项选择题（每小题 4 个备选答案中只有一个最佳答案，每小题 1 分，共 30 小题，共计 30 分）

1. 肺通气的动力来自（　　　）
   - A. 肺的舒缩活动
   - B. 肺的弹性回缩
   - C. 呼吸运动
   - D. 胸内负压的周期性变化

2. 有关平静呼吸的正确叙述是（　　　）
   - A. 吸气时膈肌、肋间外肌收缩
   - B. 吸气时膈肌、肋间外肌舒张
   - C. 呼气时膈肌、肋间外肌收缩
   - D. 呼气时膈肌收缩、肋间外肌舒张

3. 胸内负压形成的主要原因是（　　　）
   - A. 肺回缩力
   - B. 肺泡表面张力
   - C. 吸气肌的收缩
   - D. 无效腔的存在

4. 低 O_2 对呼吸的兴奋是通过（　　　）
   - A. 直接刺激颈动脉窦、主动脉弓压力感受器
   - B. 间接刺激中枢化学感受器
   - C. 直接刺激中枢化学感受器
   - D. 直接刺激颈动脉体、主动脉体化学感受器

5. 关于紧张性收缩的叙述，下面哪一项是错误的（　　　）
   - A. 是胃肠共有的运动形式
   - B. 有助于消化道保持正常的形态和位置
   - C. 有助于消化液渗入食物中
   - D. 当紧张性收缩减弱时，食物吸收加快

6. 肾小囊囊内液超滤液中葡萄糖含量（　　　）
   - A. 高于血浆
   - B. 低于血浆
   - C. 与血浆相同
   - D. 与终尿相同

7. 关于球旁细胞的描述，正确的是（　　　）
   - A. 可释放抗利尿激素
   - B. 可感受小管液流量
   - C. 可释放肾素
   - D. 可感受小管液中 NaCl 含量的变化

8. 动脉血 H^+ 浓度增高兴奋呼吸的作用主要不是通过中枢化学感受器而实现的，其原因是（　　　）
   - A. 中枢化学感受器对 H^+ 不敏感

    B. H^+对中枢化学感受器有抑制作用

    C. H+难以通过血脑屏障

    D. 脑脊液有强大的缓冲系统，缓冲了脑脊液 pH 的变化

9. 呼吸频率从 12 次/min 增加到 24 次/min，潮气量从 500ml 减少到 250ml，则（　　　）

    A. 肺每分通气量减少　　　　　　　　B. 肺泡通气量减少

    C. 肺泡通气量增加　　　　　　　　　D. 肺每分通气量增加

10. 人工呼吸的原理是人为地造成（　　　）

    A. 肺内压与胸内压的压力差　　　　　B. 肺内压与大气压的压力差

    C. 呼吸运动　　　　　　　　　　　　D. 胸内压与大气压的压力差

11. 体温调节的基本中枢位于（　　　）

    A. 下丘脑　　　　　　　　　　　　　B. 中脑

    C. 脑桥　　　　　　　　　　　　　　D. 延髓

12. 在血液中 CO_2 运输的主要形式是（　　　）

    A. 物理性溶解　　　　　　　　　　　B. 形成氨基甲酸血红蛋白

    C. 形成碳酸氢盐　　　　　　　　　　D. 和水结合成碳酸

13. 抗利尿激素的作用是（　　　）

    A. 增加近曲小管对水的通透性　　　　B. 增加远曲小管和集合管对水的通透性

    C. 促进近曲小管分泌 H^+　　　　　　D. 促进远曲小管对 Na^+ 的重吸收

14. 胃酸的生理作用不包括（　　　）

    A. 激活胃蛋白酶原　　　　　　　　　B. 杀死进入胃内的细菌

    C. 促进维生素 B_{12} 的吸收　　　　　D. 促进钙和铁的吸收

15. 关于能量代谢的影响因素的描述，下列哪一项是错误的（　　　）

    A. 肌肉运动是影响能量代谢最显著的因素

    B. 能量代谢在环境温度为 30～35℃时最稳定

    C. 情绪激动、烦恼、愤怒、恐惧及焦虑等可显著增高能量代谢

    D. 环境温度<10℃时能量代谢明显增加是由于寒战和肌肉张力增高所致

16. 人体主要的散热器官是（　　　）

    A. 肺　　　　　　　　　　　　　　　B. 消化道

    C. 汗腺　　　　　　　　　　　　　　D. 皮肤

17. 大量出汗时尿量的减少主要是由于（　　　）

    A. 血浆晶体渗透压升高引起的抗利尿激素分泌增多

    B. 血浆胶体渗透压升高引起的抗利尿激素分泌增多

    C. 血容量减少导致的肾小球滤过率下降

    D. 血容量减少引起的醛固酮分泌增多

18. 可促进远曲小管集合管重吸收 Na^+ 和水的激素是（　　　）

    A. 肾素　　　　　　　　　　　　　　B. 醛固酮

    C. 抗利尿激素　　　　　　　　　　　D. 血管紧张素

19. 在近端小管被全部重吸收的物质是（　　　）

    A. 葡萄糖　　　　　　　　　　　　　B. 肌酐

C. 尿素   D. 氨

20. 糖尿病患者尿量增多的原因是（　　　　）
    A. 肾小球滤过率增加   B. 渗透性利尿
    C. 水利尿   D. 抗利尿激素分泌减少

21. 下列哪一项不属于下丘脑调节肽（　　　　）
    A. 促甲状腺激素释放激素   B. 抗利尿激素
    C. 促性腺激素释放激素   D. 促肾上腺皮质激素释放激素

22. 影响神经系统发育最重要的是（　　　　）
    A. 肾上腺素   B. 甲状腺激素
    C. 生长激素   D. 胰岛素

23. 糖皮质激素的作用是（　　　　）
    A. 使血糖浓度降低   B. 使肾脏排水能力降低
    C. 使红细胞、血小板数量减少   D. 使淋巴细胞和嗜酸性粒细胞数量减少

24. 关于抑制性突触后电位的产生，正确的叙述是（　　　　）
    A. 突触前轴突末梢超极化   B. 突触后膜对 Na^+、K^+ 通透性增大
    C. 突触后膜去极化   D. 突触后膜出现超极化

25. 突触前抑制的发生是由于（　　　　）
    A. 突触前膜兴奋性递质释放量减少   B. 突触前膜释放抑制性递质
    C. 突触后膜超极化   D. 中间抑制性神经元兴奋的结果

26. 下列属于肾上腺素能纤维的是（　　　　）
    A. 大部分副交感节后纤维   B. 大部分交感节后纤维
    C. 躯体运动神经纤维   D. 自主神经节前纤维

27. 通气/血流值是指（　　　　）
    A. 每分肺通气量与每分肺血流量之比
    B. 每分肺泡通气量与每分肺血流量之比
    C. 每分最大通气量与每分肺血流量之比
    D. 肺活量与每分肺血流量之比

28. 给高热患者使用冰袋是为了增加（　　　　）
    A. 辐射散热   B. 传导散热
    C. 对流散热   D. 蒸发散热

29. 肾脏的生理功能不包括（　　　　）
    A. 生成尿液，排泄大量代谢终产物   B. 参与调节水、电解质平衡
    C. 分泌肾素   D. 分泌抗利尿激素

30. 在寒冷环境中，下列哪项反应不会出现（　　　　）
    A. 皮肤血管舒张，血流量增加   B. 甲状腺激素分泌增加
    C. 出现寒战   D. 组织代谢提高，产热量增加

二、填空题（31～35 每空 1 分，共 10 空，共计 10 分）

31. 浅快呼吸的肺通气效能差，主要因为_____减少，从而使肺泡气体更新

率_____。

32. 胃排空的动力是_____，食物进入十二指肠后通过肠胃反射使胃的排空_____。

33. 肾血浆流量减少时肾小球滤过率_____，当动脉血压从 150mmHg 减低到 110mmHg 时肾小球滤过率_____。

34. 神经垂体释放的激素有_____和_____。

35. 化学结合运输氧的形式是_____；化学结合运输二氧化碳的形式是_____、_____。

三、名词解释题（36～40 每小题 4 分，共 5 小题，共计 20 分）

36. 化学性消化

37. 脊休克

38. 渗透性利尿

39. 肺换气

40. 肾糖阈

四、简答题（41～45 每小题 6 分，共 5 小题，共计 30 分）

41. 简述尿液生成的过程。

答：

42. 为什么小肠是吸收的主要部位？

答：

43. 实验时给家兔吸入气中适当增加 CO_2，呼吸有何变化？为什么？
答：

44. 何谓体温？体温的正常值是多少？
答：

45. 一次大量饮用清水出汗尿量有何改变？为什么？
答：

五、论述题（46 题 10 分）

46. 机体长期缺碘，为什么会发生甲状腺肿大？
答：